1回で受かる！

アロマテラピー検定
1級・2級
テキスト&問題集

（公社）日本アロマ環境協会認定アロマテラピーインストラクター・アロマセラピスト

長谷川由美 著

成美堂出版

Enjoy Aroma

アロマテラピーの
楽しみ方

さまざまな作用がある精油を使い、
生活の中に上手に取り入れてアロマテラピーを楽しみましょう。
ここでは簡単な方法を紹介します。

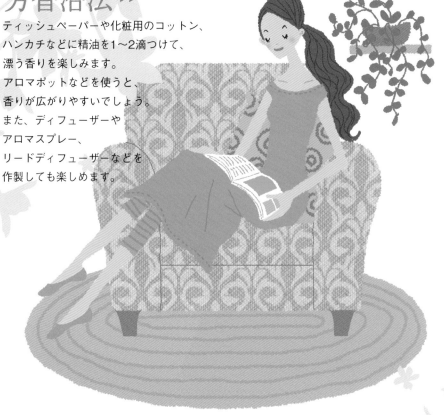

芳香浴法 ▸▸
（ほう こう よく ほう）

ティッシュペーパーや化粧用のコットン、
ハンカチなどに精油を1〜2滴つけて、
漂う香りを楽しみます。
アロマポットなどを使うと、
香りが広がりやすいでしょう。
また、ディフューザーや
アロマスプレー、
リードディフューザーなどを
作製しても楽しめます。

2

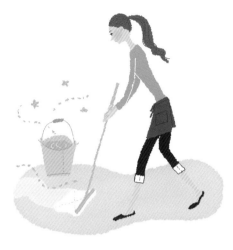

◂◂拭き掃除に

バケツの水に精油を1～2滴。
この水に浸して絞ったぞうきんで
床を拭けば、部屋がさっぱりします。

洗濯機に⋮

すすぎの水に1滴落としておくと、
洗濯後の衣類がほのかに香ります。
＊精油によっては、白い衣類に滴下すると
　シミになることもあるので注意しましょう。

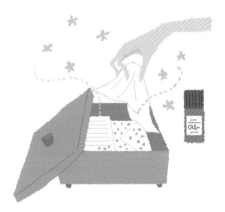

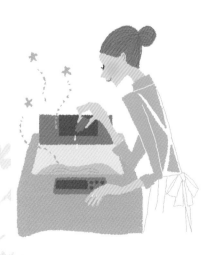

名刺や手紙の
香りづけ▴

精油を1滴つけたティッシュペーパーや
化粧用のコットンを、名刺やレターセット
をしまう小箱に一緒に入れておきます。

手作り化粧品の例

→ 利用するときの注意事項はp.78～79を参照。

recipe 1

トリートメントオイル

完成量30㎖

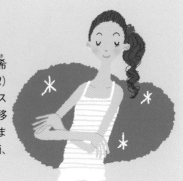

トリートメントオイルとは、精油を植物油で希釈したオイルのことです。まず、植物油（30㎖）と精油（1～6滴）をビーカーに入れ、ガラス棒でよく混ぜ合わせます。遮光性保存容器に移したら、作製日などを記したラベルを貼りましょう。精油の滴数はボディ用なら1～6滴、フェイス用なら1～3滴です。

recipe 2

スキンローション

完成量50㎖

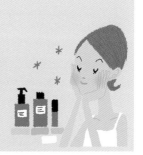

ビーカーに無水エタノール（5㎖）と精油（1～10滴）を入れ、ガラス棒で混ぜ合わせます。しっとりタイプは芳香蒸留水（40㎖）とグリセリン（5㎖）を、さっぱりタイプは水や芳香蒸留水（45㎖）を加えてさらに混ぜましょう。遮光性保存容器に移し、作製日などを記したラベルを貼れば完成。精油の滴数はボディ用が1～10滴、フェイス用が1～5滴です。

recipe 3

アロマバス

全身浴法1回分

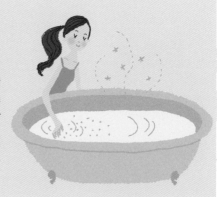

天然塩や重曹、ハチミツ（いずれか大さじ2）と、無水エタノール（約5㎖）に混ぜた精油（1～5滴）を容器に入れ※、ガラス棒などでよく混ぜ合わせます。これをバスタブのお湯に溶かし、全体的によく混ぜたら入浴します。ハチミツを使う場合は、スパチュラなどで混ぜましょう。

※天然塩や重曹の場合は、スプレーなどで加えます。

検定1級に合格して

アロマテラピー検定の1級に合格した
方たちを取材し、アロマの魅力や、学習
のヒントを伺いました。

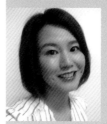

Profile

和田美樹

AEAJ認定　環境カオリスタ
AEAJ認定　アロマテラピーインストラクター
AEAJ認定　アロマセラピスト
英国IFA認定　国際アロマセラピスト
アロマセラピスト・講師・美容ライター
著書『どんなにズボラな人でも顔がシュッと
引き締まる　すごい小顔術』
https://amzn.to/324P76r

検定1級に合格して 1

アロマテラピーのよさを
多くの方に伝えたい

ブレンドのバリエーションを増やし、役立てたい

　母がAEAJインストラクターの資格
を取得し、実家から精油が送られてきた
ことで、私のアロマライフがスタート。
毎日のごほうびタイムとしてお風呂に精
油を入れて楽しんでいたある日、肌が荒
れてしまい、そのときに初めて、精油の
量や使用法にルールがあるということを
知って、アロマの本を読むようになりま
した。アロマクラフトを手作りして友人
にプレゼントをするなかで、ブレンドの
バリエーションをもっと増やし、友人の
悩みをクリアにできるようになりたいと
思い、本格的にアロマ検定への挑戦を決
めました。

アロマクラフト作りで楽しみながら精油を学習

　テキストを読むだけでは香りのイメー
ジが湧かず、スクールに通いました。毎
回いろいろな種類の精油を試し、自分の
好きな香りを発見できるため、とても楽

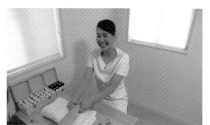

しめました。

　また、アロマクラフト作りを積極的に
行うようにしました。精油のプロフィール
はもちろんスプレーやローションなど、使
う目的によって精油の働きや安全性、滴
数などを確認するので、自然と試験内容
が身についていき、このクラフト作りが
勉強の合間の癒やしにもなっていました。

アロマテラピーのよさを多くの方へ

　セラピスト資格取得後はアロマサロン
に就職。自分の知識がお客様の役に立ち、
香りの魔法で美しく元気になられる姿に
大きな喜びを覚えました。その後は、ア
ロマテラピーを存分に楽しめるサロンと
スクール「Fluffy Hands」を立ち上げ、
初心者の方でも気軽に参加できるアロマ
コスメ作りから、プロのセラピスト向け
の技術レッスンなども行っています。こ
れからも『安全ですぐに役立つ正しい知
識』をモットーに、自分が学び、経験し
たことを交えてアロマテラピーのよさを
多くの方に伝え実践して頂けるよう、私
自身も成長していきたいと思います。

問い合わせ先

アロマセラピーサロン&スクール
Fluffy Hands（フラッフィーハンズ）
Web　https://mikis-aromatherapy.jimdofree
　　　.com
Mail　fluffyhands7@gmail.com

検定1級に合格して②

働く人の心身の健康を支えたい

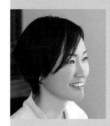

Profile

松崎優佳

AEAJ アロマセラピーアドバイザー
AEAJ アロマセラピスト
JAMHA ハーバルセラピスト
セラピスト／シニア産業カウンセラー

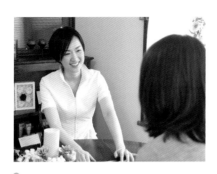

働く人々を支援するためのツールとして

20代の頃、人事に携わったことを機に、働く女性を支援するサロンを立ち上げたいという夢をもつように。働きながら産業カウンセラーやフェイシャルエステ、生け花等の資格を取得しました。2013年に「花のサロン フルール」を立ち上げ、「花のチカラで美しくなる」をコンセプトに、お花を活用したエステやフラワーレッスン等のサービスを提供。その関係でアロマセラピストの先生を紹介して頂き、アロマテラピーに魅了されました。シニア産業カウンセラーとして、働く人のメンタルヘルス支援の分野に携わる中でもアロマテラピーが役立つと考え、知識とスキル習得の入口として検定受験を決意しました。

心と身体を両面から癒やす
アロマテラピー

検定取得後は、まずは自身の生活の中で疲労や不安、あせりがあるとき、睡眠が思うようにとれないとき等のセルフケアとして、自分の心の状態に気づき、心身の健康を保つために役立て始めました。その後、アロマテラピーアドバイザー、そしてアロマセラピストの資格を取得。新たに芳香療法やアロマトリートメントをサロンで提供できるようになり、心と身体を両面から整えたいという想いをより実現できるようになりました。

働く人の疲れに、花や植物の力を

2019年秋、東京・阿佐ヶ谷にサロンを移転オープンしました。花や植物のチカラを活用し、心と身体のバランスを整えるサービスを提供したいと考えています。働く人をカウンセリングしていると、業務過多やスピード重視、複雑な人間関係といった環境の中で、余裕がなく、考えることのあまりの多さに脳が慢性疲労になっている方が大変多いと気づきます。芳香療法は簡単にリラックスできる非常に有用なストレスコーピングだと思いますので、より広くその効果を紹介し、サービスに導入していきたいですね。

問い合わせ先
花のサロン フルール
Web　www.salondefleur.com

アロマテラピーを日常に

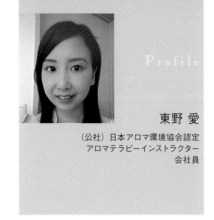

Profile

東野 愛

(公社) 日本アロマ環境協会認定
アロマテラピーインストラクター
会社員

身近にあった精油

母がアロマテラピーをしており、いつも家に精油がありました。最初は芳香浴をするくらいでしたが、ほかにどういう使い方があるのかと興味をもち、自分でも勉強したいと思ったのが検定に挑戦するきっかけに。今では、仕事で疲れたときに好きな香りで肩や腕をセルフトリートメントしています。ＵＶ対策の日焼止め、ヘアスプレー、虫よけスプレーなど手作りして使用しています。

アロマコスメや自分なりのイメージで精油の勉強

検定のための勉強は、テキストと問題集を使って独学で行いました。試験3か月前から、毎日1時間ほど。テキス

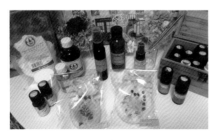

トを読んで勉強するだけでは飽きてしまうので、気分転換に精油を使って、アロマコスメを作るなどの工夫をしました。香りは、それぞれの香りに自分がもつイメージ……たとえば、懐かしい香りや優しい香り、スッキリした香り等をつけて覚えるようにしました。

アロマテラピーで日々が穏やかに

精油は季節ごとに、そのときのコンディションに必要な香りや、自分が欲している香りをブレンドするようにしています。精油の知識を生かしてアロマワックスサシェやコスメを作り、友人にプレゼントすると手作りということに驚かれます。

一緒に手作りするととても喜んでもらえるので、季節の手作りアロマを活用し、興味のある方々にいろいろと提案していきたいです。また、仕事から帰ってゆっくり芳香浴やセルフトリートメントをすることで日々の疲れが取れ、イライラすることも少なくなり毎日穏やかに過ごせるようになりました。みんなにぜひ、アロマテラピーをよく知ってもらいたいと思います。今後は、アロマセラピストを目指そうと考えています。

※インタビュー相手のご氏名、経歴、内容は取材時のものであり、最新の情報とは異なる場合があります。

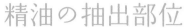

精油の抽出部位

精油は植物によって含まれる部位が異なります。
部位ごとに香りや効能などが違うため、
それぞれの特徴を押さえておきましょう。

果皮・果実・球果
さわやかな香りのものが多い。消化器系のトラブル対策やリフレッシュに。

花
華やかな香りのものが多い。気分を上げたいときやホルモンバランスが気になるときに。

葉
すっきりとした香りのものが多い。リフレッシュしたいときに。抗菌作用も。

樹脂
個性的な香りのものが多い。心身を癒やしたいときに利用するとよい。

心材
森林を思わせる香りが多い。心を穏やかにしたいとき、リラックスしたいときに。

根
大地を思わせる深い香りのものが多い。気持ちを落ち着かせたいときに。

原料植物の仲間同士の特徴

植物には「科」という大きなくくりがあります。同じ科の植物は共通点も多いのでそれぞれの特徴をとらえておくと覚えやすいでしょう。

[ミカン科]　抽出部位：花　葉　果皮

（特徴）
約900から1,500種が確認されている。さわやかでフルーツのように親しみやすい香り。精油は薬用や香料に利用。

例：ベルガモット、レモン、グレープフルーツ、ネロリ、スイートオレンジ

[シソ科]　抽出部位：花　葉

（特徴）
世界各地に分布し、約3,500もの種がある。精油はハーブ調のすっきりした香りのものが多い。

例：ラベンダー、ローズマリー、パチュリ、クラリセージ、スイートマージョラム、ペパーミント、メリッサ

[バラ科]　抽出部位：花

（特徴）
食用果実のイチゴ、リンゴ、モモ、花の美しいバラ、サクラ、ウメなど親しみのある種類が豊富。精油は華やかな香り。

例：ローズオットー、ローズ（アブソリュート）

[カンラン科]　抽出部位：樹脂

（特徴）
樹脂を含む樹木が多い。落ち着いた香りで宗教行事によく使われる。科名は中国大陸原産の果樹「カンラン」に由来。

例：ミルラ、フランキンセンス

[キク科]　抽出部位：花

（特徴）
双子葉植物としては最も進化した種類で世界中に分布する。精油をとれる種類は多くないが、ハーブや薬草として利用され、香りもハーバル。

例：ローマンカモミール、ジャーマンカモミール

[バンレイシ科]　抽出部位：花

（特徴）
生育地域は熱帯から亜熱帯。精油がとれる種類は少ないが、樹皮、葉、根を民間薬として活用する地域も多い。

例：イランイラン

[ビャクダン科]　抽出部位：心材

（特徴）
熱帯地方を中心に分布。香りはさわやかな甘い芳香。科の名前となるビャクダンはとくに心材に強い香気がある。

例：サンダルウッド

[エゴノキ科]　抽出部位：樹脂

（特徴）
北半球の温帯から亜熱帯に分布。白い花が芳香をもつ種類が多い。観賞用としても栽培される。

例：ベンゾイン（レジノイド）

[フトモモ科]　抽出部位：葉

（特徴）
科名は中国名の「蒲桃（プータオ）」に由来。樹木のすっきり、さわやかな香りが特徴で香辛料やハーブとして利用。

例：ユーカリ、ティートリー

[イネ科]　抽出部位：葉　根

（特徴）
食料や飼料として重要な植物。砂漠地方から南極まで世界中いたる地域に1万種近くが分布。

例：レモングラス、ベチバー

[ヒノキ科]　抽出部位：葉　球果

（特徴）
建築材として古くから利用。香りはウッディ調が特徴。球果は木質化するものが多いが、ジュニパーベリーは球果が液質化する。

例：ジュニパーベリー、サイプレス

[フウロソウ科]　抽出部位：葉

（特徴）
熱帯から寒帯まで広く分布。花びらやがく、雌しべの柱頭、雄しべなどの数は5の倍数で構成される。

例：ゼラニウム

[モクセイ科]　抽出部位：花

（特徴）
北半球の温帯、暖帯に分布する常緑または落葉性の木本。花は強い芳香がある。香料や観賞用としての利用が多い。

例：ジャスミン（アブソリュート）

[コショウ科]　抽出部位：果実

（特徴）
香辛料のスパイシーな香り。香辛料として食用に使われるもののほかに、観賞用として栽培されるものもある。

例：ブラックペッパー

*30*種の精油のプロフィール

検定試験で出題される精油は、2級で11種類、1級ではさらに19種類が追加されます。1級の受験者は、合計30種類の精油をすべて覚えて、試験に備えましょう。2級出題の精油、1級出題の精油ごとに、50音順で掲載しています。

《精油プロフィールの見方》

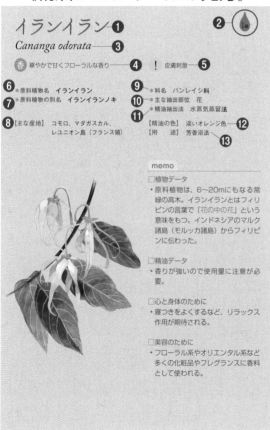

イランイラン ❶
Cananga odorata ❸

香 華やかで甘くフローラルな香り ❹ ! 皮膚刺激 ❺

❻ *原料植物名 イランイラン
❼ *原料植物の別名 イランイランノキ

❽ 【主な産地】コモロ、マダガスカル、レユニオン島（フランス領）

❷

❾ *科名 バンレイシ科
❿ *主な抽出部位 花
⓫ *精油抽出法 水蒸気蒸留法

【精油の色】淡いオレンジ色 ⓬
【用途】芳香浴法 ⓭

memo

□ 植物データ
・原料植物は、6～20mにもなる常緑の高木。イランイランとはフィリピンの言葉で「花の中の花」という意味をもつ。インドネシアのマルク諸島（モルッカ諸島）からフィリピンに伝わった。

□ 精油データ
・香りが強いので使用量に注意が必要。

□ 心と身体のために
・寝つきをよくするなど、リラックス作用が期待される。

□ 美容のために
・フローラル系やオリエンタル系など多くの化粧品やフレグランスに香料として使われる。

❶ **精油名** 精油名と、精油に別名がある場合は精油名の下の［　］内に記載しています。

❷ **試験範囲** 1級で出題される精油、2級で出題される精油を、1級 2級 で示しています。

❸ **学名** 世界共通の学術上の学名で、（　）内には学名の別名を記載しています。試験範囲外となります。

❹ **香り** 精油の香りを 香 で示し、特徴を説明しています。

❺ **注意事項** 各精油が人体に及ぼす注意点を、! で示しています。

❻ **原料植物名** 精油の原料植物の名称です。

❼ **原料植物の別名** 原料植物に別名がある場合に記載しています。

❽ **主な産地** 精油の原料植物の産出国や地域を記載しています。試験範囲外となります。

❾ **科名** 精油の原料植物が属する科の名称を記載しています。

❿ **主な抽出部位** 精油を抽出できる、原料植物の部位を記載しています。記載部分以外からも精油を得られる場合があります。

⓫ **精油抽出法** 原料植物から精油を抽出するための代表的な方法を記載しています（詳細はp.100～102）。

⓬ **精油の色** 精油の色を、標準的な状態で記載しています（原料植物の抽出時期や状態などで変わることがあります）。

⓭ **用途** 精油の利用法の例です（詳細はp.55～62）。試験範囲外となります。

スイートオレンジ

Citrus sinensis

 フレッシュでジューシーな
みずみずしいかんきつの香り

＊原料植物名　スイートオレンジ
＊原料植物の別名　アマダイダイ

【主な産地】　アメリカ、イタリア、
　　　　　　　コスタリカ、ブラジル

＊科名　ミカン科
＊抽出部位　果皮
＊精油製造法　圧搾法

【精油の色】　黄色
【用　　途】　芳香浴法　吸入法　湿布法
　　　　　　　トリートメント法
　　　　　　　手作り化粧品

memo

□植物データ
・原産はインドのアッサム地方。アメリカ大陸やヨーロッパ地方など、亜熱帯から温帯の地域で広く栽培される。別名「アマダイダイ」とも。
・かつてペストが流行したヨーロッパでは、オレンジにクローブを刺しスパイスをまぶした「オレンジ・ポマンダー」を魔よけとして作った。

□精油データ
・精油は、果実表面に見られる小さな粒々の中に含まれている。

□心と身体のために
・寝室で芳香浴法を使用することにより、リラックスした入眠と安定した睡眠を得られ、寝起きもすっきり起きられるようになるという報告もある。

□美容のために
・かんきつ系の精油は、光毒性をもつものが多いが、この精油は光毒性をもたないので、肌を整えるスキンケアに利用できる。

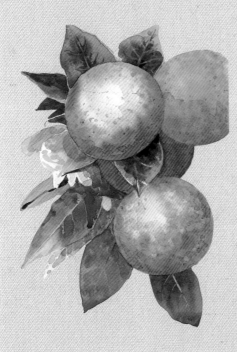

ゼラニウム

Pelargonium graveolens

 ややローズ調のグリーン感のあるフローラルな香り

＊原料植物名　ローズゼラニウム

＊科名　フウロソウ科
＊主な抽出部位　葉
＊精油抽出法　水蒸気蒸留法

【主な産地】　エジプト、フランス、
　　　　　　モロッコ、レユニオン島（フランス領）

【精油の色】　薄黄緑色
【用　　途】　芳香浴法　沐浴法　吸入法
　　　　　　　湿布法　トリートメント法
　　　　　　　手作り化粧品

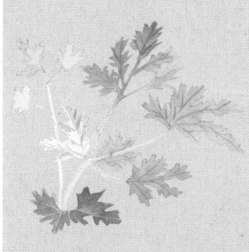

memo

□植物データ
・原料植物は、南アフリカ原産の多年草。ゼラニウムには多数の品種があるが、精油を得られるのはごく一部の品種。なかでも香りがよい品種はセンテッドゼラニウム（ニオイゼラニウム）と呼ばれる。
・17世紀初頭、南アフリカからヨーロッパに持ち込まれ、フランスで栽培を開始。19世紀後半にインド洋のレユニオン島に渡った。

□心と身体のために
・この香りを嗅ぐと、女性ホルモンであるエストロゲン濃度が高まるという報告もあり、女性特有の悩みへの働きが期待できる。

□美容のために
・香料や基礎化粧品にも用いられる。

ティートリー
Melaleuca alternifolia

 スーッとしたナツメグやライムのさわやかな香りと、ライラックの花のような香り

！ 皮膚刺激

＊原料植物名　ティートリー

【主な産地】　オーストラリア

＊科名　フトモモ科
＊主な抽出部位　葉
＊精油抽出法　水蒸気蒸留法

【精油の色】　透明
【用　　途】　芳香浴法　吸入法

 memo

□植物データ
・オーストラリアの先住民であるアボリジニがお茶のように飲用に利用していたことからティートリー（お茶の木）と呼ばれた。アボリジニは伝統的な治療薬としても利用していた。

□心と身体のために
・制菌性があり、水虫菌や黒カビの増殖を抑える作用がある。ニキビに効果があったとする研究報告もあり、住まいの掃除やフットケアなど、菌が気になる場所に幅広く使える。

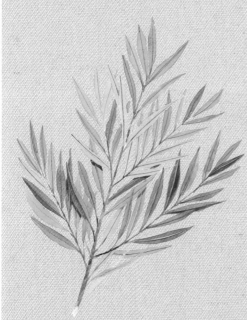

フランキンセンス
〔オリバナム／乳香〕
Boswellia sacra（*Boswellia carteri*）

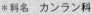 スパイシーで甘くすっきりとした香り

＊原料植物名　ニュウコウジュ
＊原料植物の別名　ニュウコウノキ

【主な産地】　エチオピア、ケニア、ソマリア

＊科名　カンラン科
＊主な抽出部位　樹脂
＊精油抽出法　水蒸気蒸留法

【精油の色】　透明〜淡い黄色
【用　途】　芳香浴法　沐浴法　吸入法
　　　　　　湿布法　トリートメント法
　　　　　　手作り化粧品

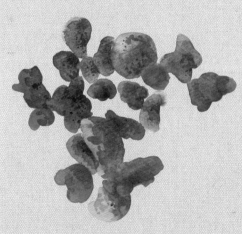

memo

□植物データ
・原料植物は、暑く乾燥した地域に育つ。幹の皮を削ると、乳白色の樹脂は空気に触れて固まる。
・『新約聖書』によると、イエス・キリストが誕生した際、黄金やミルラ（マー／没薬）とともに捧げられた。当時は黄金と同等の価値があったといわれる。

□精油データ
・樹脂そのものの香りは弱いが、お香として焚くと独特の強い香りが漂う。

□心と身体のために
・古くから咳や痰など呼吸器系のトラブルによく使われた。蒸気吸入法で使用するとよい。その他、収れん作用や抗炎症作用、抗菌作用や抗真菌作用なども認められており、多様に使用できる。

□美容のために
・エイジングケアを期待して、スキンケアにも利用できる。

ペパーミント

Mentha×piperita

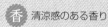 清涼感のある香り

! 皮膚刺激

＊原料植物名　ペパーミント
＊原料植物の別名　セイヨウハッカ

＊科名　シソ科
＊主な抽出部位　葉
＊精油抽出法　水蒸気蒸留法

【主な産地】　アメリカ、インド、中国

【精油の色】　透明
【用　　途】　芳香浴法　吸入法

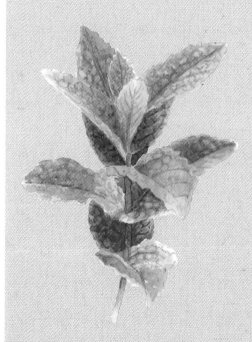

memo

□植物データ
・原料植物は、アメリカ、インドなどをはじめ広く栽培される多年草。学名の「*piperita*」は「コショウのような」という意味。ミント属は変異を起こしやすくたくさんの種類があるが、ペパーミントはスペアミントとウォーターミントとの自然交配で生まれた。

□精油データ
・精油は、ミント特有のクールな清涼感のある香りをもつ。その香りを生かし、食品、医薬品、化粧品などさまざまな用途に使われている。

□心と身体のために
・0.5%以下に希釈した精油を額やこめかみに塗ると頭痛を和らげる。吸入することで眠気防止の可能性も。
・体感温度を下げるという報告もあるので、すっきりとした香りとともに暑い時期には活用の幅が広がる。

□美容のために
・抗菌作用があるので汗や皮脂が気になるときに化粧水として使用するとよい。

15

ユーカリ
［ユーカリプタス］

Eucalyptus globulus

香 鼻に抜ける清涼感のある森林系の香り

＊原料植物名　**ユーカリ・グロブルス**

【主な産地】　オーストラリア、スペイン、
　　　　　　中国、ポルトガル

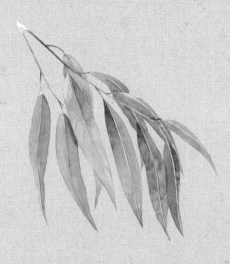

！　皮膚刺激

＊科名　**フトモモ科**
＊主な抽出部位　**葉**
＊精油抽出法　**水蒸気蒸留法**

【精油の色】　透明
【用　　途】　芳香浴法　吸入法　湿布法

memo

□植物データ

・生育のスピードが速く、樹高は50
　～60m、なかには100m超の樹も。
　ユーカリは種類がたくさんあるが、
　精油がとれるのはごく一部の品種の
　み。*globulus*種はオーストラリア
　原産の代表的な品種。ほかにユーカ
　リ・ラディアータ種など。

□精油データ

・独特な清涼感のある香りを生かして
　化粧品や食品などの香料として広く
　使用されている。

□心と身体のために

・精油を蒸気吸入することで鼻詰まり
　を軽減。

・呼吸器や中耳に感染する細菌やウイ
　ルスなど、何種類かの菌やウイルス
　の活動を抑えるという報告もある。

・花粉症や風邪の症状に効果が期待さ
　れる。

・筋肉痛や神経痛の箇所に冷湿布する
　とよい。皮膚刺激があるため、肌が
　デリケートな人は注意が必要。

ラベンダー

Lavandula angustifolia（*Lavandula officinalis*）

 フレッシュでフルーティ感のある、
さわやかでフローラルな香り

＊原料植物名　**真正ラベンダー**
＊原料植物の別名　**トゥルーラベンダー**

【主な産地】　フランス、ブルガリア

＊科名　**シソ科**
＊主な抽出部位　**花**
＊精油抽出法　**水蒸気蒸留法**

【精油の色】　薄黄色～透明
【用　途】　芳香浴法　沐浴法　吸入法
　　　　　　湿布法　トリートメント法
　　　　　　手作り化粧品

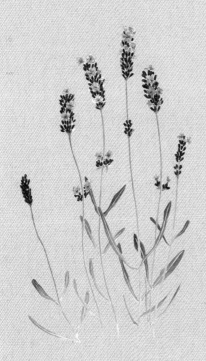

memo

□植物データ

・原料植物の学名「*Lavandula*」は、ラテン語の「lavo（洗う）」や「lividus（青みがかった鉛色）」に由来。
・交配品種が多く、品種改良も盛んに行われているため数多くの種類がある。

□精油データ

・主に精油を得るのは真正ラベンダーだが、ほかにスパイクラベンダー、ラバンディン、ストエカスなどがあり、精油の成分はそれぞれ異なる。

□心と身体のために

・寝室で使用することで、熟睡とさわやかな目覚めを得られる。ストレスを和らげ、免疫力を高め、リラックス作用も期待できる。

□美容のために

・細胞の活性化や抗炎症作用も期待できるため昔からスキンケアに利用されてきた。手作りの基礎化粧品で日常のお手入れに活用できる。

レモン

Citrus limon

 ややワックス感のある、さわやかな
かんきつの香り

! 光毒性

＊原料植物名　レモン

＊科名　ミカン科
＊主な抽出部位　果皮
＊精油抽出法　圧搾法

【主な産地】　アメリカ、アルゼンチン、
　　　　　　　イタリア、スペイン

【精油の色】　黄色
【用　　途】　芳香浴法　吸入法　湿布法
　　　　　　　トリートメント法
　　　　　　　手作り化粧品

memo

□植物データ

・原料植物は、インドのヒマラヤ東部
もしくはミャンマー北部から中国あ
たりが原産とされる。12世紀に十
字軍の兵士がヨーロッパに持ち帰
り、現在では南北アメリカ大陸、ヨ
ーロッパなどで広く栽培されてい
る。

□精油データ

・精油には、光毒性のあるフロクマリ
ン類が含まれるため、扱いに注意が
必要。

□心と身体のために

・香りを吸入することで、抑うつ感や
緊張不安が軽減されたという報告も
ある。

□美容のために

・ニキビの原因菌であるアクネ菌の活
性化を抑えるという研究報告もある
が、光毒性があるので使用には注意
が必要。

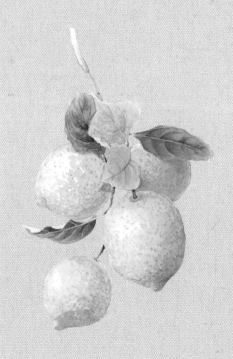

ローズ（アブソリュート）

Rosa centifolia

 甘くグリーンでフレッシュな香りと、
フローラル系の香り

＊原料植物名　**キャベジローズ**
＊原料植物の別名　**ロサ・ケンティフォリア**

【主な産地】　トルコ、フランス、ブルガリア、
　　　　　　　モロッコ

＊科名　バラ科
＊主な抽出部位　花
＊精油抽出法　揮発性有機溶剤抽出法

【精油の色】　赤
【用　　途】　芳香浴法　吸入法
　　　　　　　手作り化粧品

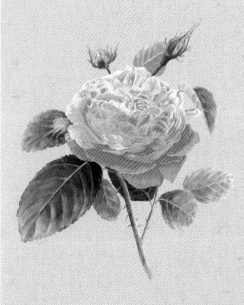

memo

□植物データ
・ロサ・ガリカとロサ・モスカータなどの交配種。
・花は開花すると芳香成分が揮発してしまうため、早朝に一つ一つ手で摘みとる。

□精油データ
・昔は冷浸法（アンフルラージュ）で精油を作ったが、現在は揮発性有機溶剤抽出法で抽出する。
・大量の花からわずかな量の精油しか得られない。
・ローズオットーに比べるとフローラルな甘さが強い。
・ダマスクローズからとれるものもある。
・甘い香りが強く、長く残り、フレグランスの香料としてよく使われる。

□心と身体のために
・睡眠時にローズの香りを嗅いだ場合、前日の学習内容を記憶している割合が高いという研究報告もある。

ローズオットー

Rosa x *damascena*

 華やかでやや フルーティな
フローラル系の香り

＊原料植物名　**ダマスクローズ**
＊原料植物の別名　**ロサ・ダマスケナ**

【主な産地】　**イラン、トルコ、ブルガリア、
モロッコ**

＊科名　**バラ科**
＊主な抽出部位　**花**
＊精油抽出法　**水蒸気蒸留法**

【精油の色】　**薄い黄色**
【用　　途】　**芳香浴法　沐浴法　吸入法
湿布法　トリートメント法
手作り化粧品**

memo

□植物データ
・生産国として有名なブルガリアでは、「バラの谷」と呼ばれる一面のバラの畑がバルカン山脈南側に広がる。

□精油データ
・ローズ（アブソリュート）と同様、たくさんの花からわずかな精油しか得られない。抽出法の違いにより、成分や香りが異なる。
・低温で固まる性質をもつ。

□心と身体のために
・この精油の香りで、唾液中のエストロゲンという女性ホルモンの濃度が上昇したという報告もあり、女性特有の悩みを和らげることが期待できる。

□美容のために
・コラーゲン産生促進の作用もあるといわれ、スキンケアに使われる。
・この香りを身につけていると顔写真が魅力的に写るという影響も報告されている。

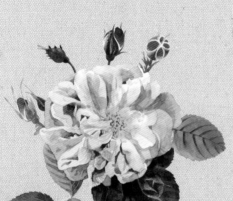

ローズマリー

Rosmarinus officinalis

 清涼感のあるスーッとした香りと、
やや甘い樟脳に似た香り

＊原料植物名　ローズマリー
＊原料植物の別名　マンネンロウ

【主な産地】　スペイン、チュニジア、
　　　　　　　フランス、モロッコ

＊科名　シソ科
＊主な抽出部位　葉
＊精油抽出法　水蒸気蒸留法

【精油の色】　透明
【用　　途】　芳香浴法　沐浴法　吸入法
　　　　　　　湿布法　トリートメント法
　　　　　　　手作り化粧品

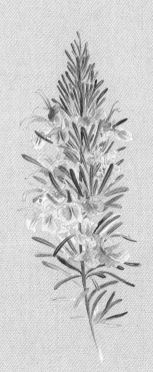

memo

□植物データ
・学名の「*Rosmarinus*」はラテン
　語で「海のしずく」の意味。
・伝説によると、聖母マリアが白い花
　の咲くローズマリーの木に青いマン
　トをかけたところ、花が青い色に変
　わった。そこから「マリアのバラ」
　と呼ばれるようになった。
・ケモタイプ（成分の異なる品種）が
　数種類存在する。

□精油データ
・14世紀ごろ「ハンガリアン・ウォ
　ーター（若返り水）」としてハンガ
　リーの王妃が使用したことで有名。

□心と身体のために
・精神的疲労の回復や、作業効率アッ
　プが報告されている。計算テストの
　スピードや精度が上がったという報
　告もある。頭をすっきりさせたいと
　きに香りを嗅いで利用するとよい。

□美容のために
・肌を清潔に保ち、スキンケアや頭皮
　のケアに古くから使われる。

イランイラン
Cananga odorata

香 華やかで甘くフローラルな香り

！ 皮膚刺激

＊原料植物名　イランイラン
＊原料植物の別名　イランイランノキ

＊科名　バンレイシ科
＊主な抽出部位　花
＊精油抽出法　水蒸気蒸留法

【主な産地】　コモロ、マダガスカル、
　　　　　　　レユニオン島（フランス領）

【精油の色】　淡いオレンジ色
【用　　途】　芳香浴法

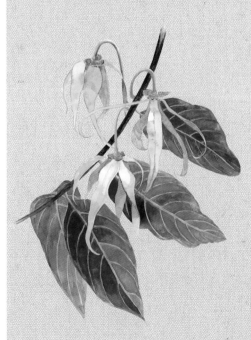

memo

□植物データ
・原料植物は、6〜20mにもなる常緑の高木。イランイランとはフィリピンの言葉で「花の中の花」という意味をもつ。インドネシアのマルク諸島（モルッカ諸島）からフィリピンに伝わった。

□精油データ
・香りが強いので使用量に注意が必要。

□心と身体のために
・寝つきをよくするなど、リラックス作用が期待される。

□美容のために
・フローラル系やオリエンタル系など多くの化粧品やフレグランスに香料として使われる。

クラリセージ

Salvia sclarea

 マスカットのような強い、甘い香り

 1級

＊原料植物名　クラリセージ
＊原料植物の別名　オニサルビア

【主な産地】　ハンガリー、フランス、
　　　　　　　ブルガリア、ロシア

＊科名　シソ科
＊主な抽出部位　花
＊精油抽出法　水蒸気蒸留法

【精油の色】　薄黄色
【用　　途】　芳香浴法　沐浴法　湿布法
　　　　　　　トリートメント法
　　　　　　　手作り化粧品

memo

□植物データ
・原料植物は1mほどの二年草。
・名前の「クラリ」は「clarus（明るい）」に由来し、種子を煎じて目に付けると視界がはっきりすると昔から利用されてきた。
・マスカットに似た香りをもつため、マスカットワインの風味付けに利用された。

□精油データ
・特有の甘い香り。香りが強いので使用量に注意が必要。

□心と身体のために
・古くから、女性特有の症状のサポート、リラックス作用、幸福感をもたらす強壮作用などが知られ、利用されてきた。

□美容のために
・尿失禁の女性患者に香りを吸入させたところ、収縮期血圧が下がり、呼吸がゆっくりになったという研究報告がある。

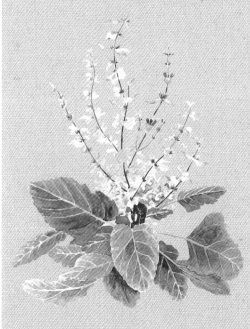

グレープフルーツ

Citrus paradisi

1級

 さわやかで甘酸っぱい、
果実そのものの香り

! 光毒性

＊原料植物名　グレープフルーツ

＊科名　ミカン科
＊主な抽出部位　果皮
＊精油抽出法　圧搾法

【主な産地】　アメリカ、アルゼンチン、
　　　　　　　イスラエル、南アフリカ

【精油の色】　黄色
【用　　途】　芳香浴法　沐浴法　吸入法
　　　　　　　湿布法　トリートメント法
　　　　　　　手作り化粧品

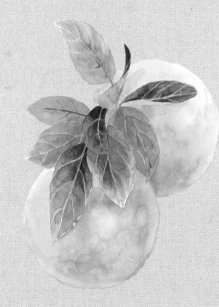

memo

□植物データ
- 果実がブドウのように房状につくことからこの名前がついたといわれる。
- 18世紀、西インド諸島で発見され、アメリカで栽培されるようになり、その後世界各地に広まった。

□精油データ
- 果実の味わいそのものの甘酸っぱくさわやかな香り。ヌートカトンという成分が酸味を含んだ甘い香りを特徴づける。
- 光毒性のあるフロクマリン類を含むので使用時は注意。

□心と身体のために
- 芳香浴で利用することで、脳の情報処理能力がアップする可能性が示唆されている。また、グレープフルーツの精油の香りを吸入したところ、グレープフルーツの香りを吸入後、交感神経の活動が高い値を示したという研究も。集中力を高めたいときに利用してみては。

サイプレス

Cupressus sempervirens

 ウッディな森をイメージさせる香り

＊原料植物名　**イタリアンサイプレス**
＊原料植物の別名　**ホソイトスギ**

【主な産地】　スペイン、フランス、モロッコ

＊科名　**ヒノキ科**
＊主な抽出部位　**葉**
＊精油抽出法　**水蒸気蒸留法**

【精油の色】　透明
【用　　途】　芳香浴法　沐浴法　吸入法
　　　　　　　湿布法　トリートメント法
　　　　　　　手作り化粧品

memo

☐植物データ
・樹齢は50 〜 60年、樹高は20 〜
　30mに達するため「天高く昇る聖
　木」として、寺院や墓地などに植え
　られる。南フランスでは農作物を守
　る防風林としての利用もされる。

☐精油データ
・精油にはジュニパーベリーと同じα
　- ピネンが含まれ、森林をイメージ
　させる香りをもつ。

☐心と身体のために
・「男性がリラックスできる」香りと
　される。リビングなど家族が集まる
　場所で使用するのもよい。
・精油の抽出法を、超臨界流体抽出法
　で行うと、その成分により、より強
　い抗酸化作用があるという研究もあ
　る。

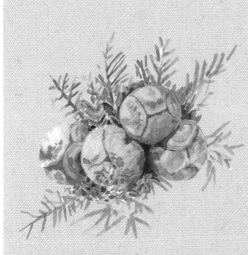

サンダルウッド

Santalum album（*Santalum spicatum*）

 ウッディ調でミルキーな甘さのある香り

＊原料植物名　インディアンサンダルウッド
　　　　　　　オーストラリアンサンダルウッド
＊原料植物の別名　ビャクダン

【主な産地】　インディアンサンダルウッド：
　　　　　　　インド、インドネシア、
　　　　　　　スリランカ
　　　　　　　オーストラリアンサンダルウッド：
　　　　　　　オーストラリア

＊科名　ビャクダン科
＊主な抽出部位　心材
＊精油抽出法　水蒸気蒸留法

【精油の色】　淡い黄色
【用　　途】　芳香浴法　沐浴法　吸入法
　　　　　　　湿布法　トリートメント法
　　　　　　　手作り化粧品

memo

□植物データ
- インディアンサンダルウッドは古来宗教と深い結びつきがあり、瞑想や宗教儀式のお香などに利用されてきた。
- インディアンサンダルウッドの代用で、別種のオーストラリアンサンダルウッドが利用されている。いずれもほかの植物の根に寄生する半寄生植物。

□精油データ
- 香料として高級フレグランスに配合される。

□心と身体のために
- 気管支や胃の不調に効果があるとされる。また鎮静作用を持ち、不安感や抑うつ症状にも効果があるとされる。
- 抗炎症、収れん作用があるとして、湿布などに利用されてきた。

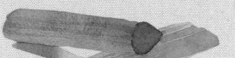

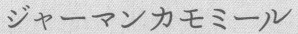

ジャーマンカモミール

Matricaria chamomilla（*Matricaria recutita*）

 リンゴのような甘くフルーティな香り

＊原料植物名　ジャーマンカモミール
＊原料植物の別名　カミツレ

【主な産地】　イギリス、エジプト、ドイツ、
　　　　　　　ハンガリー

＊科名　キク科
＊主な抽出部位　花
＊精油抽出法　水蒸気蒸留法

【精油の色】　濃い青
【用　　途】　芳香浴法　沐浴法　吸入法
　　　　　　　湿布法　トリートメント法
　　　　　　　手作り化粧品

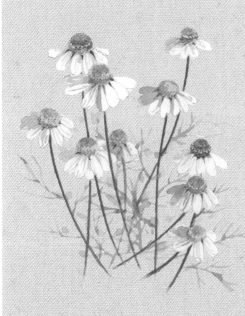

memo

□植物データ
・原料植物の別名は「カミツレ」。世界各地でハーブや鑑賞用植物として栽培される。ハーブティーとして飲用されることも多い。

□精油データ
・ローマンカモミールと同じキク科の仲間だが、多年草のローマンカモミールに対し、ジャーマンカモミールは一・二年草。
・精油は濃い青色が特徴。カマズレンは生花には存在せず、精油を得るための蒸留過程で生成される。

□心と身体のために
・痒みをやわらげる働きを期待され、用いられてきた。

ジャスミン（アブソリュート）

Jasminum grandiflorum

 甘さやコク、ややスパイシー感のある
フローラルな香り

 皮膚刺激

＊原料植物名　ロイヤルジャスミン
＊原料植物の別名　オオバナソケイ

＊科名　モクセイ科
＊主な抽出部位　花
＊精油抽出法　揮発性有機溶剤抽出法

【主な産地】　インド、エジプト、フランス、
　　　　　　　中国

【精油の色】　茶色
【用　　途】　芳香浴法

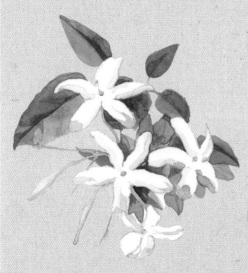

memo

□植物データ
・ジャスミンという名前が付く植物は
数多くあるが、たとえばジャスミン
ティーに使われるものはアラビアジ
ャスミン（マツリカ・茉莉花）とい
い、まったく別の種類になる。精油
を得られるのはごく一部のジャスミ
ンに限られる。ほかにはコモンジャ
スミンなどからとれる。

□精油データ
・甘さやコクをもち、ややスパイシー
なフローラルな香りで、香水などに
よく利用される。たくさんの花から
わずかな精油しか得られない。

□心と身体のために
・気持ちを楽観的にする効果が期待で
きる。また風邪をひいたり咳が出る
ときに使用すると身体を温める作用
もある。

ジュニパーベリー

Juniperus communis

 森林を感じさせる、スーッとしたさわやかで
ウッディな香り

＊原料植物名　**コモンジュニパー**
＊原料植物の別名　**セイヨウネズ**

【主な産地】　アルバニア、インド、フランス、
　　　　　　　ブルガリア

＊科名　**ヒノキ科**
＊主な抽出部位　**球果**
＊精油抽出法　**水蒸気蒸留法**

【精油の色】　透明
【用　　途】　芳香浴法　沐浴法　吸入法
　　　　　　　湿布法　トリートメント法
　　　　　　　手作り化粧品

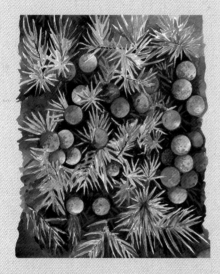

memo

☐植物データ
・ヨーロッパなど北半球の乾燥した丘
　陵地帯に生育する常緑の針葉樹だ
　が、地理的な相違で変異しやすく多
　くの品種が生まれた。球果には、苦
　みのある松脂のような香りがあり、
　洋酒のジンの香りづけに使われてき
　た。

☐精油データ
・さわやかな森林の中にいるような香
　りとウッディな香りを併せ持つ。

☐心と身体のために
・1分間の芳香浴で、まず副交感神経
　が、その後交感神経が活性化したと
　いう報告があり、気分転換やリフレ
　ッシュに効果が期待できる。

☐美容のために
・収れん作用があるといわれており、
　オイリー肌のケアに有効とされる。
　また発汗作用や浄化作用もあるとい
　われ、沐浴法で利用するとすっきり
　できる。

スイートマージョラム

Origanum majorana

 すっきりしたハーバル調で、
甘く温かみのある香り

＊原料植物名　**スイートマージョラム**
＊原料植物の別名　**マヨラナ**

【主な産地】　エジプト、スペイン、チュニジア、
　　　　　　　フランス

＊科名　**シソ科**
＊主な抽出部位　**葉**
＊精油抽出法　**水蒸気蒸留法**

【精油の色】　透明
【用　　途】　芳香浴法　沐浴法　吸入法
　　　　　　　湿布法　トリートメント法
　　　　　　　手作り化粧品

memo

□植物データ
・原料植物は、地中海沿岸原産の多年
　草の植物。
・名前の由来は諸説あるが、「マージョ
　ラム」はラテン語の「major（より
　大きい・重要な）」によるともされる。

□精油データ
・精油の香りは、ギリシャ神話の愛の
　女神アフロディテから与えられたと
　も伝えられる。

□心と身体のために
・この香りを嗅ぐことで、ストレスに
　よる免疫力の低下、心拍数・血圧の
　上昇が回復したという報告もある。
・身体を温める作用があるといわれ、
　入浴時、ぬるめのお湯に精油を5滴
　落とすと、冷えによる肌のくすみや、
　むくみによい。

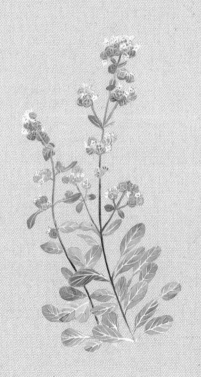

ネロリ

Citrus × aurantium

 かんきつ系のさわやかさをもつ、
甘くフローラルな香り

＊原料植物名　**ビターオレンジ**
＊原料植物の別名　**ダイダイ**

【主な産地】　イタリア、チュニジア、フランス、
　　　　　　　モロッコ

＊科名　ミカン科
＊主な抽出部位　花
＊精油抽出法　水蒸気蒸留法

【精油の色】　淡いオレンジ色
【用　　途】　芳香浴法　沐浴法　吸入法
　　　　　　　湿布法　トリートメント法
　　　　　　　手作り化粧品

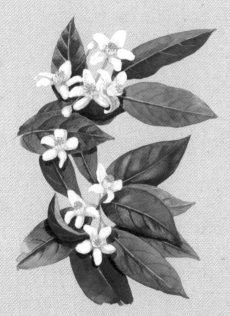

memo

□植物データ
・イタリアなど南ヨーロッパで多く栽培される。
・ネロリ精油はビターオレンジの花から抽出されるが、葉や小枝からも精油を得られ、それは「プチグレン」と呼ばれる。

□精油データ
・かつてイタリアのネロラ公国の公妃が愛用し、流行したことでネロリの名がついたとされる。かんきつ系のさわやかな甘い香りが特徴。

□心と身体のために
・セルフハンドトリートメントで利用すると、不安感や燃え尽き症候群の症状が改善されたという報告がある。意欲や自信を生む効果が期待できる。

□美容のために
・香りを嗅ぐことで、ストレスにより低下した皮膚温度が上がるという報告も。冷えからくる乾燥肌に。

パチュリ

Pogostemon cablin（*Pogostemon patchouli*）

 土臭くウッディで甘い特有の香り

＊原料植物名　パチュリ
＊原料植物の別名　パチョリ

【主な産地】　インド、インドネシア、
　　　　　　　スリランカ

＊科名　シソ科
＊主な抽出部位　葉
＊精油抽出法　水蒸気蒸留法

【精油の色】　薄い黄色
【用　　途】　芳香浴法　沐浴法　吸入法
　　　　　　　湿布法　トリートメント法
　　　　　　　手作り化粧品

memo

□植物データ
・頑丈な茎は有毛で1mほどの高さまで成長する多年草。カシミール地方ではその葉を衣類や布地の間にはさんで虫よけとして利用した。

□精油データ
・揮発しにくいため、香りを長くとどめるための保留剤として使用される。
・香料としてエキゾチックな香りのフレグランスに使われることが多い。

□心と身体のために
・古来、頭痛や風邪の症状緩和に利用されてきた。不安を和らげる効果も。

□美容のために
・収れん作用や抗炎症作用が期待されるためスキンケア用品にも使用される。

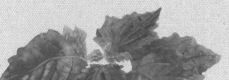

ブラックペッパー

Piper nigrum

 さわやかなかんきつ系に
やや苦みを含む香り

！ 皮膚刺激

＊原料植物名　コショウ
＊原料植物の別名　ペッパー

＊科名　コショウ科
＊主な抽出部位　果実
＊精油抽出法　水蒸気蒸留法

【主な産地】　インド、スリランカ、
　　　　　　　マダガスカル

【精油の色】　透明
【用　途】　芳香浴法　吸入法

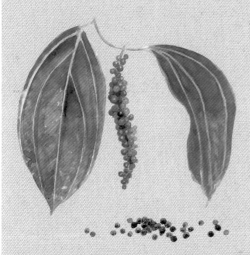

memo

□植物データ
・つる性の多年草で、インド南部から
　南東部の沿岸地域が原産。
・完熟前の果実を収穫し乾燥させたも
　のはスパイスとして古くから現代ま
　で広く使われている。中世のヨーロ
　ッパでは金と同じ価値がついたとい
　われ、その需要の高さから大航海時
　代が幕開けしたといわれる。

□精油データ
・精油はさわやかなかんきつ系の中に
　やや苦みを含む香り。

□心と身体のために
・消化を促進したり、血行を促したり
　する効果が認められる。胃がもたれ
　たり、冷えが気になるときに利用す
　るとよい。

ベチバー

Chrysopogon zizanioides（*Vetiveria zizanioides*）

 落ち着きのあるウッディな香り

＊原料植物名　ベチバー
＊原料植物の別名　カスカスガヤ

【主な産地】　インドネシア、スリランカ、
　　　　　　　ハイチ、マダガスカル

＊科名　イネ科
＊主な抽出部位　根
＊精油抽出法　水蒸気蒸留法

【精油の色】　茶色
【用　　途】　芳香浴法　沐浴法　吸入法
　　　　　　　湿布法　トリートメント法
　　　　　　　手作り化粧品

memo

□植物データ
・草丈は2mになる。根が地下深くま
　で網状に張るのを利用して、田や畑
　のあぜに土止めとして植えられた。
　ジャワ島などでは、根を繊維として
　も利用。織物として扇や敷物に使わ
　れたり、すだれにすると涼風と香り
　を呼び込むとされる。

□精油データ
・特有の土臭さは、ベチベロールとい
　う成分によるもの。
・チャバネゴキブリとクロゴキブリに
　対し、強い忌避反応を示したという
　研究報告もある。害虫が気になる場
　所にアロマストーンなどに含ませて
　置いておくと効果が期待できる。

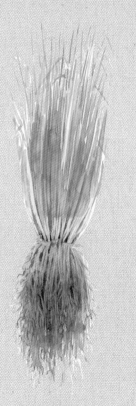

ベルガモット

Citrus bergamia

 さわやかで、グリーン調の
かんきつ系の香り

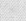 1級

! 光毒性

* 原料植物名　ベルガモット
* 原料植物の別名　ベルガモット
　　　　　　　　　オレンジ

【主な産地】　イタリア

* 料名　ミカン科
* 主な抽出部位　果皮
* 精油抽出法　圧搾法

【精油の色】　黄色
【用　　途】　芳香浴法　吸入法　湿布法
　　　　　　　トリートメント法
　　　　　　　手作り化粧品

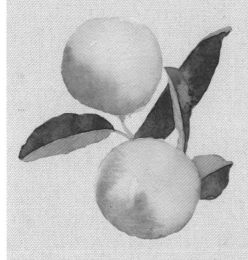

memo

□植物データ

・イタリア南部のカラブリア地方が産地。果汁や果肉はほとんど利用されず、果皮から香料を得るために栽培されている。紅茶のアールグレイの香りづけに利用されることでも有名。

□精油データ

・17世紀末に誕生した芳香水「ケルンの水」の原料ともいわれるほか、古くから化粧品や食品に使用された。

・精油には光毒性のあるフロクマリン類が含まれるので注意が必要。

□心と身体のために

・アロマトリートメントにより睡眠の質が向上するという報告がある。入浴後にセルフトリートメントすると保湿も兼ねられ一石二鳥。

・化粧品やフレグランスに香料として使用されている。湿疹などの消炎にも用いられているが、光毒性に注意が必要。

ベンゾイン（レジノイド）
〔安息香〕

Styrax benzoin

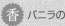 香 バニラのような甘い香り

＊原料植物名　**アンソクコウノキ**
＊原料植物の別名　**アンソクコウジュ**

【主な産地】　インドネシア、タイ

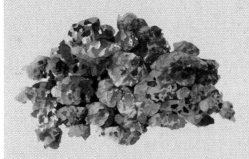

＊科名　エゴノキ科
＊主な抽出部位　樹脂
＊精油抽出法　揮発性有機溶剤抽出法

【精油の色】　赤
【用　　途】　芳香浴法　吸入法
　　　　　　手作り化粧品

memo

□植物データ
・原料植物は、東南アジア原産で熱帯雨林に生育する高木。シャムアンソクコウノキからとれるものもある。
・樹皮を切ると粘性のある樹脂が流れ出て空気に触れると固まるので採取できる。

□精油データ
・バニラのような甘い香りがする。

□心と身体のために
・香りを吸うことで咳、気管支炎など喉の不調を和らげるとされる。

□美容のために
・肌の抗炎症作用もあるとされる。
・香りの保留剤として、ローズやサンダルウッドなど他の精油とブレンドして使われることが多い。

ミルラ
〔マー／没薬〕

1級

Commiphora myrrha(Commiphora molmol)

 独特の辛みや苦みを含んだウッディな香り

＊原料植物名　モツヤクノキ
＊原料植物の別名　モツヤクジュ、
　　　　　　　　　ミルラノキ

【主な産地】　インド、エチオピア、ソマリア

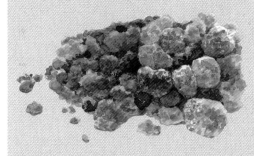

＊科名　カンラン科
＊主な抽出部位　樹脂
＊精油抽出法　水蒸気蒸留法

【精油の色】　薄い茶色
【用　　途】　芳香浴法　沐浴法　吸入法
　　　　　　　湿布法　トリートメント法
　　　　　　　手作り化粧品

memo

□植物データ
・樹皮の傷からにじみ出る樹液は黄色
　から赤褐色の樹脂となって固まって
　いく。
・『新約聖書』によると、黄金、フラ
　ンキンセンスとともにイエス・キリ
　ストに捧げられた。

□精油データ
・歯磨き剤の香りづけにも利用され
　た。

□心と身体のために
・喉など呼吸器系のトラブルには蒸気
　吸入法で利用する。おなかの調子が
　悪いときには腹部へのトリートメン
　ト法などで使用。

□美容のために
・抗炎症作用があるといわれる。また
　肌の保護や、エイジングケアとして、
　スキンケアに使われてきた。

メリッサ

Melissa officinalis

香 さわやかでハーバル感のある、
レモンのような香り

! 皮膚刺激

＊原料植物名　メリッサ
＊原料植物の別名　**レモンバーム、
　　　　　　　　セイヨウヤマハッカ**

【主な産地】　アメリカ、イギリス、イタリア、
　　　　　　　フランス

＊科名　シソ科
＊主な抽出部位　葉
＊精油抽出法　水蒸気蒸留法

【精油の色】　黄色
【用　　途】　芳香浴法　吸入法

memo

□植物データ
・原料植物は、地中海沿岸原産の多年
　草。冬になると枯れてしまうが、春
　になると地中に残った根から芽が出
　て成長し、高さ60㎝ほどになる。
・学名の「*Melissa*」は、ギリシャ語
　のミツバチから名付けられたといわ
　れる。

□精油データ
・レモンのようなさわやかでハーバル
　感のある香り。大量の葉からわずか
　な精油しか得られない貴重な精油。

□心と身体のために
・抗菌力に優れているとされ、風邪を
　ひきやすい季節などに利用するとよ
　い。

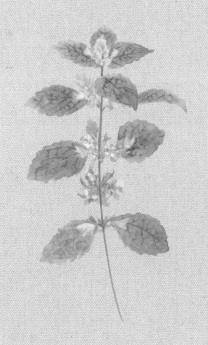

レモングラス

Cymbopogon flexuosus

 鮮烈で力強いジンジャーと
レモンを混ぜたような香り

＊原料植物名　**東インドレモングラス**

【主な産地】　インド

＊科名　**イネ科**
＊主な抽出部位　**葉**
＊精油抽出法　**水蒸気蒸留法**

【精油の色】　黄色
【用　　途】　芳香浴法　沐浴法　吸入法
　　　　　　　湿布法　手作り化粧品

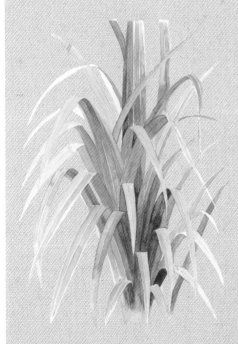

memo

□植物データ
・原料植物は、インド原産の多年草。熱帯〜亜熱帯地方で広く栽培される。寒さには弱いが、日本の気候には合っていて育てやすい。エスニック料理やハーブティーの香りづけによく使われる。

□精油データ
・レモンとしょうがを組み合わせたような香り。

□心と身体のために
・運動をする前にセルフトリートメントすると、「体が軽い」、「関節の動き」や「集中力」が高まると報告されている。

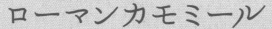

ローマンカモミール

Chamaemelum nobile（*Anthemis nobilis*）

1級

 リンゴのようなフルーティで青い香り

＊原料植物名　ローマンカモミール
＊原料植物の別名　ローマカミツレ

【主な産地】　イギリス、イタリア、ハンガリー、
　　　　　　　フランス

＊科名　キク科
＊主な抽出部位　花
＊精油抽出法　水蒸気蒸留**法**

【精油の色】　淡い黄色
【用　　途】　芳香浴法　沐浴法　吸入法
　　　　　　　湿布法　トリートメント法
　　　　　　　手作り化粧品

memo

□植物データ
・原料植物はジャーマンカモミールと同じキク科だが、ローマンカモミールは多年草。古代ギリシャ人が「カマイメロン（大地のリンゴ）」と呼んでいたことが「カモミール」の由来となった。
・花は一重、八重のほか、花をつけない種類もある。

□精油データ
・花をいったん乾燥させ、それを蒸留することで精油を得る。「カマイメロン」と呼ばれたように、リンゴのようなフルーティな青い香り。

□心と身体のために
・書庫などに発生するカビや、水虫などのカビ菌を抑える効果が報告されている。アロマスプレーを作って活用すると便利。

□美容のために
・精油を希釈したホホバ油で手入れをすると肌のキメが整ったという報告がある。

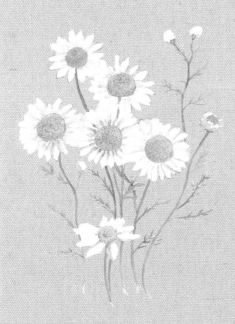

40

この本の使い方

赤シートと別冊用語集の W 学習で最短合格へ

　既にアロマテラピーを実践している方、これから実践してみたい方など、さまざまな方々がこの本を手にされているでしょう。試験というと難しく思われがちですが、やってみたいという気持ちがあれば大丈夫。赤シートをかけて覚えながら、テキストを読み進めてみてください。勉強から遠ざかっていてテキストを読むのがつらいという方は、先に**練習問題**（一問一答 復習ドリル）から始めてみるのもおすすめです。また、出題頻度の高い問題を厳選した**模擬試験**も、今の実力を試すのに最適です。心得のある方なら、模擬試験から始めてもよいでしょう。さらに、巻末には取りはずして携帯できる別冊用語集を用意。赤シートを使って試験に必要な**重要語句**を確認しながら**暗記**ができ、**あなたの合格を完全サポート**します。

精油ワークシートと香りイメージシートで完全学習

　試験で合格のポイントとなるのは、精油の香りを嗅ぎ分ける香りテストです。嗅ぎ分けができるようになれば、さらに自信をもって試験に臨めます。この本では、精油への理解を深める精油ワークシートと香りイメージシートで、自分だけのオリジナルのテキストが作れるようになっています。何度も復習することで香りに対するイメージが確立でき、理解度もアップ。余裕をもって試験に取り組めます。

1 級・2 級の出題範囲が一目瞭然！

　テキスト部分（p.45 〜 132）では、1 級の出題範囲となる項目、2級の出題範囲となる項目を下のマークで記しています（両方記されている箇所は、共通の出題範囲です）。

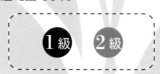

Contents

45 Chapter 1
アロマテラピー検定試験ガイダンス

別冊用語集

$\left(\begin{array}{l}\text{精油ワークシート、香りイメージシート}\\\text{アロマテラピー検定模擬試験　解答用紙付}\end{array}\right)$

※ p.158～238の模擬試験の解答用紙は、別冊用語集p.37～40に掲載しています。

本書の内容は、原則として令和3年5月1日時点で入手できる情報と法令等に基づいています。掲載内容は変更される可能性があるため、必ず最新情報を確認してください。

アロマテラピー
検定試験ガイダンス

Aromatherapy certificate examination guidance

アロマテラピー検定は、アロマテラピーを
安全に楽しむ知識があることを証明する資格です。
アロマテラピーの世界は奥が深く、
勉強に終わりはありませんが、
資格を取ることが
1つの指標となっています。

① 検定試験
ガイダンス

② アロマテラピー
の基礎レッスン

③ 精油の基本と
心身への作用

④ アロマテラピー
の歴史を
たずねて

⑤ 問題集

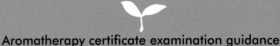

Aromatherapy certificate examination guidance

検定試験の概要について

🌱 どんな資格が取れるの？

アロマテラピー検定試験とは、アロマテラピーを楽しみ、健康維持に役立てるために必要な知識を認定するためのものです。2級・1級それぞれの試験を受けて、合格すればその資格が与えられます。

民間の資格なので、国家資格のようにこの資格がないとアロマテラピーの仕事ができない、というわけではありません。また、民間の資格といっても、内閣府認定の公益法人が認定する資格ですから、自分の知識を客観的に示すことができるので有意義です。

🌱 検定試験の受験概要は？

受験資格はありません。独学でも学ぶことができ、年齢や経験など問わずに、誰でも受けることが可能で、幅広い年齢の方が合格しています。

試験は年2回、5月と11月に行われ、同じ日の午前に2級の試験が、午後から1級の試験が行われます。合格率が比較的高い試験なので、勉強を始めたばかりという人も、2級・1級ともにチャレンジすることをおすすめします。また、2級を受けずに、いきなり1級に挑戦することもできます。

願書の受け付けは2級・1級いずれも試験日の約3か月前から始まり、約2か月前に締め切られます。

試験日や受験要項などの情報確認から、受験の申し込みまでは、アロマテラピー検定試験を主催している**公益社団法人 日本アロマ環境協会（AEAJ）のホームページ**(https://www.aromakankyo.or.jp)で行うことができます。なお、検定試験テキスト取り扱い店、認定校でも受験要項を扱っています。

試験の内容

2級	出題数／試験時間	55問／50分
	出題範囲	・香りテスト（香りを嗅いで精油名を答える問題） ・アロマテラピーの基本 ・きちんと知りたい、精油のこと ・アロマテラピーの安全性 ・アロマテラピーを実践する ・精油のプロフィール（対象11種）
	香りテストの対象となる精油の種類（9種）	スイートオレンジ　ゼラニウム　ティートリー　フランキンセンス　ペパーミント　ユーカリ　ラベンダー　レモン　ローズマリー
1級	出題数／試験時間	70問／70分
	出題範囲	・香りテスト（香りを嗅いで精油名を答える問題） ・アロマテラピーの基本 ・きちんと知りたい、精油のこと ・アロマテラピーの安全性 ・アロマテラピーを実践する ・アロマテラピーのメカニズム ・アロマテラピーとビューティ＆ヘルスケア ・アロマテラピーの歴史をひもとく ・アロマテラピーに関係する法律 ・精油のプロフィール（対象30種）
	香りテストの対象となる精油の種類（17種）	2級の9種に加え、以下の8種　イランイラン　クラリセージ　グレープフルーツ　ジュニパーベリー　スイートマージョラム　ベルガモット　レモングラス　ローマンカモミール

試験の概要

試　　験　　日	5月、11月（年2回）
受　　験　　料	2級／6,000円＋税　1級／6,000円＋税 ※2級・1級を同日に受験する（併願する）場合／12,000円＋税
受　験　資　格	不問、何級からでも受験可能
試　験　形　式	選択解答式（マークシート）
合　格　基　準	正解率80％

本書記載の情報は制作時点のものです。受験をお考えの方は、必ずご自身で AEAJ のホームページで発表する最新情報をご確認ください。内容は、変更されることもあります。

※ AEAJ のホームページには、アロマテラピー検定 1 級・2 級に関するさまざまな情報が掲載されています。また、メールや電話での問い合わせも受け付けていますので、必要に応じて利用してもよいでしょう（電話番号など、詳しくはホームページでご確認ください）。
※本書は、AEAJ の公式テキストに対応しています。
※掲載の問題作成にあたって、AEAJ は関与していません。

① 検定試験ガイダンス

② アロマテラピーの基礎レッスン

③ 精油の基本と心身への作用

④ アロマテラピーの歴史をたずねて

⑤ 問題集

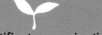
試験の前に知っておきたいこと

約90%の人が合格！

日頃精油に親しんでいる人でも、いざ試験となると緊張してあせってしまい、問題を読み間違う傾向があるようです。試験は選択肢から「正しいもの」もしくは「誤ったもの」を選ぶ問題が多く、これを繰り返すうちに混乱してしまうことも考えられます。

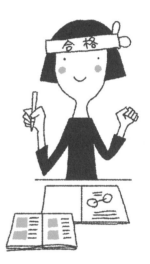

アロマテラピー検定試験の合格基準は、正答率80%です。そして合格率は約90％。1つや2つ、わからない問題があっても、「80%合っていれば合格するんだ」と考えてリラックスしましょう。緊張するのはその会場にいる全員も同様です。そのうち90%もの人が合格するのですから、自信をもって、落ち着いて問題に取り組んでください。また、資格は有効期限のない終身資格となります。

答えは4つの中から選択

検定試験で一番不安になるのは、香りテストかもしれません。アロマテラピーを始めてまだ日が浅いという方は、特に心配な部分でしょう。

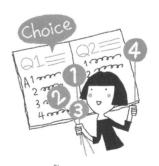

試験に出される香りは1級は4種類、2級は2種類あり、精油の小ビンが配られます。それぞれ、系統別にはっきりと違いのわかるものが出され、選択肢から正しい精油名を選びます。似通った種類を嗅ぎ分けるような、紛らわしい出題はないと考えて大丈夫です。

　香りテストの対象となる精油の種類は、2級が9種類、1級が17種類と決まっていますから、時間のある限り、練習してみることも大切です。

　検定試験はマークシート形式で行われ、4つの選択肢から正解を選びます。記入式ではありませんので、香りを嗅いで答えがすぐにわからなくても、4つの選択肢がヒントになります。それらの精油の特徴を思い出せば、何の香りか判断することもできるでしょう。あせらず、落ち着いて取り組みましょう。

出題の傾向と対策

　2級は精油のプロフィール、アロマテラピー利用法、環境を中心にまんべんなく出題されます。1級は、テキスト全体からまんべんなく出題されていますが、特に精油のプロフィールにまつわる出題が多く見受けら

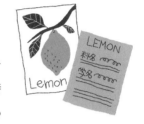

れます。また香りテストの配点は高いので、本書の「精油ワークシート」「香りイメージシート」を活用しましょう。問題に慣れることも大切です。練習問題、模擬試験に取り組み、出題傾向を知っておきましょう。

試験当日の注意

1. 当日の流れ
　試験はたいてい大学など、広い場所で行われます。早めに試験会場へ向かいましょう。開始時間が近づくと、試験官による説明があります。遅刻は原則として認められていません。
　試験の説明が終わると、係員が小さな精油ビンを配り、香りテストが始まります。10分と経たないうちにビンは回収され、残りの時間でペーパー試験に解答します。試験時間は、香りテストを含めて2級が50分、1級が70分です。

2. 守ってほしいこと
　この試験を受ける方は、香りが大好きかもしれませんが、試験の日に精油を持ち込んだり、香水や精油を身につけていくのはNGです。香りテストがありますから、自分は気にならなくても、ほかの人の迷惑になります。絶対にやめましょう。

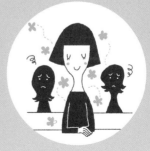

1 検定試験ガイダンス

2 アロマテラピーの基礎レッスン

3 精油の基本と心身への作用と

4 アロマテラピーの歴史をたずねて

5 問題集

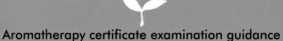

Aromatherapy certificate examination guidance

アロマテラピーの資格

　公益社団法人　日本アロマ環境協会（AEAJ）ではアロマテラピーの知識の普及啓発と専門人材の育成を目的として各種の資格認定を行っています。誰でも受験できる一般資格と、AEAJ の会員が受験できるものがあります。

一般資格

アロマテラピー検定（1級・2級）	精油の香りや扱い方の知識をはかり、身近な人たちとアロマテラピーを美容や健康に用いるための検定試験。1級に合格すると AEAJ 会員対象の資格取得に挑戦できる。
ナチュラルビューティスタイリスト検定（インターネット受験方式）	植物の持つチカラを、身体の内外から心身ともに健やかな毎日のために生かすための検定試験。
環境カオリスタ検定（インターネット受験方式）	植物とその香りの恩恵について学び、それを身の回りのエコアクションに活用していくための検定。

AEAJ 会員資格

アロマテラピーアドバイザー	アロマテラピー検定1級に合格し、AEAJ に入会することが条件。アドバイザー認定講習を受講し協会に登録すると認定される。アロマテラピーの知識を一般の人に正しく伝えられると認められる資格。この資格を得ると、さらに専門的な資格にトライできる。
アロマテラピーインストラクター	アロマテラピーを安全に正しく実践できるよう、専門家として一般の人に指導できる。スクールの講師などとして活躍できる資格。
アロマセラピスト	学科や実技の試験、カルテ演習などを修了することで、プロとして一般の人に全身トリートメントやコンサルテーションを実施できる。
アロマブレンドデザイナー	さまざまな精油をブレンドし、目的に合わせたオリジナルの香りを創作できると認められる資格。
アロマハンドセラピスト	第3者に安全にアロマテラピーを行う知識と、アロマハンドトリートメントを提供できる能力を持つ。

Chapter 2

アロマテラピー
の基礎レッスン

Aromatherapy basic lesson

アロマテラピーを始めるために、
知っておきたい基本を学びます。
アロマテラピーとは何かを理解し、
香りの楽しみ方や選び方、
使用上の大切な注意などを知って、
生活に香りの力を役立てましょう。

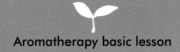

Aromatherapy basic lesson

アロマテラピーの概要

アロマテラピーとは　1級 2級

🌱 アロマテラピーの意味

アロマテラピーとは、精油（エッセンシャルオイル）を用いて植物の香りを楽しみ、心と身体に役立てるものです。リラクセーションやリフレッシュをはじめ、精油が人の心や身体に働きかけるさまざまなチカラは、トラブルを穏やかに解消し、健やかな状態に導く自然療法として利用されています。また、香りを楽しみながら活用することで、心や身体にホリスティック（全体的）に働きかけることができます。

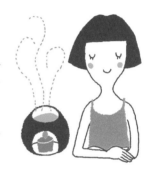

なお、「アロマテラピー（aromatherapy）」とは、ラテン語で「芳香・香り」を表す「アロマ（aroma）」と、「治療・療法」を表す「テラピー（therapy）」を組み合わせたものです。

※ フランス語読みでは「アロマテラピー」、英語読みでは「アロマセラピー」。

🌱 「アロマテラピー」の命名者

「アロマテラピー」という用語は、フランス人化学者のルネ・モーリス・ガットフォセ（1881 ～ 1950）によって命名されました。ガットフォセは、あるとき実験中に事故を起こしてやけどを負います。その治療にラベンダー精油を使い、効果をあげた経験から、精油の治療効果に興味をもち、医療に利用する研究に没頭しました。1937 年には、こうした研究の成果をまとめた『Aromathérapie（アロマテラピー）』を著しています。

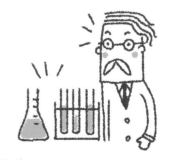

アロマテラピーの広がり

古来、私たち人間は、植物の恵みを享受しながら生を営んできました。中東やインド、中国、ヨーロッパなどでは病気やけが、不快症状の治療に植物が用いられ、日本でも草むらで寝たり、ユズ湯に入ったりするなど、さまざまなかたちで植物の香りを楽しんできました。

アロマテラピーは、植物の力を利用して心身の不調を和らげる自然療法であるとともに、香りを楽しみ、癒やしなどを得ることで QOL（Quality of Life ＝生活の質）を向上させ、生活を豊かにするものです。

現在は精油やアロマテラピーの研究が進み、リラクセーションや健康の増進をはじめ、美容やスポーツ、介護など、さまざまな分野にアロマテラピーが取り入れられています。病気を未然に防ぐ、予防医学などにも活用されています。

```
        アロマテラピー
              ↓
┌─────────────┬─────────────┐
│ 美容・コスメ │ インテリア・ │
│             │ アパレル     │
├─────────────┼─────────────┤
│ ボランティア │ サービス・観光 │
├─────────────┼─────────────┤
│ リラク       │ その他       │
│ セーション・ │ ・スポーツ   │
│ ヘルスケア   │ ・医療       │
│             │ ・介護       │
│             │ ・香育＊     │
│             │   etc.       │
└─────────────┴─────────────┘
```

＊香育… 子どもたちに向けた「香りの体験教育」を指す。

　公益社団法人 日本アロマ環境協会（AEAJ）では、「アロマテラピーは精油（エッセンシャルオイル）を用いて美と健康に役立てていく自然療法である」と定義し、次のような目的をあげています。

＊リラックスやリフレッシュに役立てる。

＊心と身体のバランスを整え、本来の美しさを引き出す。

＊心と身体の健康を保ち豊かな毎日を過ごす。

＊身体や精神の不調を改善し、正常な健康を取り戻す。

ホリスティック

ホリスティックケアとしてのアロマテラピー

ホリスティックとは、ギリシャ語の「holos（全体的な、包括的な）」に由来しています。人間の心身を一体化してとらえる言葉です。

ホリスティックケアは、病気や不調の表面に現れた症状のみにとらわれず、背景にあるライフスタイルの乱れやストレスなどを、心身、環境など包括的に整えていくもの。香りを楽しみながら心身をトータル的にサポートするアロマテラピーは、ホリスティックな自然療法の一つとして毎日を心地よく整えてくれます。

偉人たちとアロマテラピー

世界三大美女の一人、クレオパトラは香りのチカラを利用してユリウス・カエサル（シーザー）をはじめ数々の英雄を魅了したといわれています。とくにローズを好み、部屋にひざまで埋まるほどのバラの花びらを敷き詰めて男性を招いたとされています。さまざまな香油も作り、美容に活用していました。

フランスの最後の王妃マリー・アントワネットも植物の香りを愛し、とくにローズとバイオレットを自分の香りと決め、かつらにはニオイイリスの根茎をくだいたものにバイオレットの香りを混ぜて振りかけていました。ルイ15世時代にはベルサイユ宮殿は「芳香宮」と呼ばれ、毎日違う香りをまとうことが流行しました。

フランスの英雄ナポレオンは、オーデコロンを洗顔にまで使ったといわれています。当時のオーデコロンは薬や化粧水としても利用され、ナポレオンのお気に入りは、オレンジやローズマリーなどの天然香料だったといいます。

① アロマテラピーを 実践してみましょう

　アロマテラピーでは、室内で香りを拡散させる芳香浴法（ほうこうよくほう）や、トリートメントオイルを作って顔や身体に塗るトリートメント法など、さまざまな方法で香りを楽しむことができます。精油をブレンドして、自分好みの香りを見つけるのもよいでしょう。それぞれの正しい利用方法を学びましょう。

芳香浴法（ほうこうよく）　1級 2級

🌱 手軽な利用方法

　精油を拡散して、香りを楽しみながら心身のバランスを整える手軽な方法です。専用の芳香拡散器がなくても、ティッシュペーパーやマグカップなど、身近にあるものを使って香りを楽しむことができます。精油は、お湯に滴下したり、電気やキャンドルの熱で温めたりすることにより、香りが一層拡散します。

＊精油の量は、部屋の広さや、精油の種類などによって加減しましょう。

＊長時間同じ香りを嗅（か）いでいると、香りを感じにくくなります。芳香浴法を行うときは、部屋の換気を心がけましょう。

＊香りの感じ方には個人差があるため、人が多い場所で行う場合は、香るものの置き場所や香りの強さ、精油の種類などに注意します。

🌱 ティッシュペーパーやハンカチを使う方法

　ティッシュペーパーやコットン、ハンカチなどに精油を1〜2滴つけて、手軽に香りを楽しむ方法です。机の上や枕元など、香らせたい場所に置いて、ひとりで香りを楽しむときに適しています。なお、香りの強さはそれらを置く場所の遠近によって調節できます。バッグなどに入れて持ち歩くのもよいでしょう。

＊ハンカチなどを使う場合、精油の色がシミになることがあります。まず目立たない場所につけて、シミにならないか試しましょう。

🌱 マグカップやボウルを使う方法

マグカップやボウル、洗面器などの耐熱容器に、熱湯を半分ほど入れ、精油を1～2滴落として香らせたい場所に置く方法です。湯気が立つほどの熱いお湯を使えば、蒸気とともにすばやく香りが広がります。

＊熱い湯を使うため、やけどに注意します。

＊子どもやペットがいる場合は、置き場所に配慮が必要です。

＊マグカップなどで行う場合は、精油を入れた湯を誤って飲まないように注意します。できれば芳香浴専用とし、それ以外の用途で使用する場合はよく洗ってから使いましょう。

🌱 リードディフューザーを使う方法

薄めた精油にカットした竹ひごを入れ、ほのかな香りを楽しむ方法です。

用意するもの（完成量50mℓ）	作り方
精油：合計50滴程度 無水エタノール：20mℓ 耐熱性ガラスビーカー 遮光性保存容器 耐熱性ガラス棒 竹ひご	1. ビーカーに無水エタノールを入れ、精油を加えてガラス棒でよく混ぜ合わせる。 2. 遮光性保存容器に移し、適当な長さにカットした竹ひごを差し込む。

🌱 アロマスプレーを使う方法

精油を薄めたアロマスプレーを作り、いつでも手軽に香りを楽しむ方法です。精油の量は、部屋の広さや好み、精油の種類などに応じて加減しましょう。

用意するもの（完成量50mℓ）	作り方
精油：合計3～20滴程度 無水エタノール：5mℓ 水：45mℓ 耐熱性ガラスビーカー 耐熱性ガラス棒 遮光性スプレー容器 ラベル	1. ビーカーに無水エタノールを入れ、精油を加えてガラス棒で混ぜ合わせる。 2. 水を加え、さらによく混ぜる。 3. 遮光性スプレー容器に移し、アイテム名や作製日などを記したラベルを貼る。

＊精油は、必ず無水エタノールに溶かしてから、水（水性の素材　p.69参照）を加えます。精油によっては白濁するものもあります。

＊使用前には必ず容器をよく振り、火気のある場所での使用は避けます。

＊精油濃度が1％以上のときは肌に直接つかないよう注意しましょう。

🌱 芳香拡散器（アロマディフューザー）を使う方法

比較的広い範囲に香りを広げたいときは、専用の芳香拡散器を使うと便利です。超音波の振動で水蒸気を発生させる電気式のものなどがあります。

> ＊芳香拡散器は、製品それぞれの取り扱い説明書に従って使用し、部屋の広さや精油の種類などによって精油の量を調整します。
>
> ＊安定した平らな場所へ置き、子どもやペットから離れた位置で使いましょう。

沐浴法 ①級 ②級

精油を加えたお湯に、全身または身体の一部を浸ける方法です。入浴（沐浴）にはリラクセーション効果や温熱効果などがあり、そこへ精油の効果が加わることによって、相乗効果が期待できます。

> ＊精油は水に溶けないため、沐浴法で用いる場合は無水エタノールによく混ぜましょう。
>
> ＊かんきつ系やスパイス系の精油は、皮膚刺激を起こす場合があるため、量を少なめにします。香りの強さや、刺激の強さによって使用量を加減しましょう。
>
> ＊沐浴法で皮膚に何らかの刺激を感じたときは、すぐに洗い流します。
>
> ＊長時間の入浴（沐浴）は身体に負担がかかるため、体調に合わせて行います。
>
> ＊高齢者や既往症のある方は、42℃以上のお湯での沐浴法には注意します。

🌱 全身浴法

お湯をはったバスタブ（約200ℓ）に、1〜5滴の精油を無水エタノール（5mℓ）に混ぜて加え、よくかき混ぜて、肩まで浸かります。精油は水に溶けないため、無水エタノールによく混ぜてから使いましょう。

🌱 半身浴法

ぬるめのお湯を浅くはったバスタブに、1〜3滴の精油を無水エタノール（5mℓ）に混ぜて加え、よくかき混ぜてからみぞおちまで浸かります。全身浴法に比べ、心臓などの循環器への負担が少ないため、長時間行って全身をしっかり温めることができます。

> ＊上半身が冷える場合は、お湯をかけたりせず、肩に乾いたタオルをかけて保温します。

🌱 部分浴法

お湯をはった洗面器やバケツなどに精油を落とし、手や足など、身体の一部を浸ける方法です。

🌱 手浴法（部分浴法）

深めの洗面器などに、温度調節をしながら熱めのお湯を入れ、精油を1〜3滴、無水エタノール（5ml）に混ぜて加え、よくかき混ぜます。両手を開き、両手首まで浸したら、よく温まるまでそのままの状態を保ちます。好きなハーブなどを入れても楽しめます。

> ＊つぎ足して温度を調節するためのお湯を、ポットなどに用意しておくと便利です。つぎ足す際は、いったん手を出すことでやけどを防ぎましょう。

🌱 足浴法（部分浴法）

深めのたらいやバケツなど、足首まで浸かる深さの容器にお湯をはり、精油を1〜3滴、無水エタノール（5ml）に混ぜて加え、よくかき混ぜます。くるぶしまで浸し、よく温まったら足を出します。足先を温めると、全身の血行をよくすることができます。

> ＊下半身をバスタオルなどで保温しながら行うと、より温まりやすくなります。
> ＊ポットなどに、つぎ足し用のお湯を用意しておくと便利です。

アロマバス

天然塩や重曹、ハチミツといった身近な素材でアロマバスを作ることができます。

●天然塩

血行をよくして発汗を促す天然塩のアロマバスは、冷え予防・対策にも。

用意するもの （全身浴1回分）	作り方・利用法
精油：合計1〜5滴 天然塩：大さじ2 無水エタノール：5ml 容器 計量スプーン 耐熱性ガラス棒	1. 容器に天然塩を入れ、無水エタノールに混ぜた精油をスプレーなどで加えて、ガラス棒でよく混ぜ合わせる。 2. お湯をはったバスタブに1を溶かし、全体的によく混ぜてから入浴する。

●重曹

重曹を使ったアロマバスには、湯あたりを和らげる効果があります。

用意するもの（全身浴1回分）	作り方・利用法
精油：合計1〜5滴 重曹：大さじ2 無水エタノール：5㎖ 容器（深めの小皿や小鉢など） 計量スプーン 耐熱性ガラス棒	1. 容器に重曹を入れ、無水エタノールに混ぜた精油を加えてガラス棒でよく混ぜ合わせる。 2. お湯をはったバスタブに1を溶かし、全体的によく混ぜてから入浴する。

●ハチミツ

ハチミツを使ったアロマバスには、保湿効果があるといわれています。

用意するもの（全身浴1回分）	作り方・利用法
精油：合計1〜5滴 ハチミツ：大さじ2 無水エタノール：5㎖ 容器（深めの小皿や小鉢など） 計量スプーン スパチュラ	1. 容器にハチミツを入れ、無水エタノールに混ぜた精油を加えてスパチュラなどでよく混ぜ合わせる。 2. お湯をはったバスタブに1を溶かし、全体的によく混ぜてから入浴する。

＊全体をよくかき混ぜて入浴しましょう。

＊無水エタノールは揮発しやすいため、精油成分が残り、肌への刺激となる可能性があります。手作りしたものは、なるべく早く使い切りましょう。

＊バスタブの素材によっては、使用できないこともあります。

＊入浴後のお湯は洗濯などに再利用せず、必ず捨ててください。

吸入法

鼻や口から精油成分を吸入し、呼吸器系の不調を和らげる方法です。蒸気を用いる蒸気吸入法は、マグカップやボウル、洗面器などの耐熱容器に、熱湯を半分ほど入れて精油を1〜3滴落とし、目を閉じてゆっくり蒸気を吸います。

＊熱いお湯を使うため、やけどに注意します。

＊精油成分が刺激になる場合があるため、必ず目を閉じて行い、長時間の利用は避けます。

＊精油によっては粘膜に強い刺激を与えるため、むせないように注意しましょう。

＊せきが出るときやぜんそくの場合は、蒸気がせきを誘発する可能性があるため、行わないようにします。

＊使用した容器を別の用途で使用する場合はよく洗ってから使いましょう。

＊精油の香りや強さに合わせて滴数を調節しましょう。

フェイシャルスチーム

精油成分を含んだ蒸気を顔に当てて血行を促進し、皮膚に潤いを与える方法です。机の上などに置いた洗面器に熱めのお湯を入れ、精油を1～3滴落としてよく混ぜ合わせます。蒸気が逃げないように頭からバスタオルをかぶり、タオルを開閉して蒸気の量や温度を調節しながら、目を閉じてゆっくり呼吸します。この方法では、同時に蒸気吸入法も行うことができるため、吸入法の注意（p.59 参照）も守りましょう。

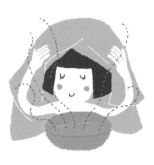

＊顔の真正面から蒸気に当たると熱く感じやすいため、注意します。

湿布法

精油を1～3滴落としたお湯や水で温めたり冷やしたりしたタオルなどを、身体に当てる方法です。肩こりや腰痛、頭痛、生理痛などのトラブルには温湿布、腫れや炎症などのトラブルには冷湿布が効果的といわれています。

電子レンジで温めたタオルの内側に、アロマスプレーを吹きかける方法もあります。

| **用意するもの** | 精油：合計1～3滴
洗面器
タオルや手ぬぐいなど | **作り方・利用法** | 1. 洗面器に熱めのお湯または水を半分ほど入れ、精油を1～3滴落とす（かき混ぜない）。
2. タオルを浸し、精油のついた面を内側に折り、しっかりと絞る。
3. 適当なサイズにたたみ、精油が肌に直接当たらないよう温めたい（または冷やしたい）部位に当て、タオルの温度が冷めた（温まった）頃を目安にはずす。 |

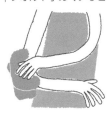

＊やけどをしないように注意。

＊精油によっては皮膚に刺激を与えるため、湿布を当てる部位や時間にも気をつけます。

＊精油によっては、タオルに色がつくことがあるので注意します。

トリートメント法（ボディトリートメント・フェイストリートメント）

　精油を植物油で希釈した（薄めた）トリートメントオイルを、顔や身体に塗布する方法です。精油の香りで緊張をほぐすことで自律神経のバランスが整ったり、また、肌を優しくさするトリートメントで、血行やリンパの流れが促され、老廃物の排出を助けたりと、相乗効果が期待できます。

用意するもの（完成量30㎖）	精油： 合計１〜６滴（ボディ用） 合計１〜３滴（フェイス用） 植物油：30㎖ 耐熱性ガラスビーカー 耐熱性ガラス棒 遮光性保存容器 ラベル	**作り方**	1. ビーカーに植物油を入れ、香りの強さを確認しながら精油を加える。 2. ガラス棒でよく混ぜ合わせる。 3. 遮光性保存容器に移して、アイテム名や作製日などを記したラベルを貼る。

＊ボディ用とフェイス用では、精油の量（希釈濃度）が異なることに注意します。

🌱 希釈濃度とは？

　精油は必ず植物油で希釈します。その濃度が植物油などの素材の量に対して何％になるのかを示すのが希釈濃度です。AEAJ では、ボディトリートメントオイルの希釈濃度は１％以下、フェイストリートメントオイルは 0.1 〜 0.5％以下を目安としていますが、顔などの敏感な部位には、それよりもさらに低い濃度から使い始めることをおすすめします。また、希釈濃度は個人個人の肌質や感受性、使用するときの体調、使用部位や時間などに応じて決めるようにしましょう。

🌱 精油の量の計算方法

　１滴が約 0.05 ㎖で、ドロッパーつきのビンに入った一般的な精油の濃度が、素材の量 50 ㎖に対して約１％になる量は以下の方法で求められます。

①素材の量 50 ㎖の１％精油量は、50㎖（素材の量）× 0.01（濃度1％）＝0.5 ㎖

②これを精油1滴の量（0.05 ㎖）で割ると、0.5 ㎖÷ 0.05 ㎖（精油１滴）＝ 10
　したがって、10 滴の精油が必要となります。

●精油の滴数と濃度　※1滴が0.05mℓの場合

濃度＼素材の量	10mℓ	20mℓ	30mℓ	50mℓ
0.5%	1滴	2滴	3滴	5滴
1%	2滴	4滴	6滴	10滴

0.5%濃度にするための精油の滴数＝（素材量×0.005）÷0.05
1%濃度にするための精油の滴数＝（素材量×0.01）÷0.05

セルフトリートメント

　簡単にトリートメント効果を楽しめる方法です。手のひらでトリートメントオイルをよくなじませてから、手のひらが密着するように、皮膚に薄くのばします。途中で手の滑りが悪くなったら、オイルを足してください。

○手（ハンド）

　まず、小さじ半分程度のトリートメントオイルを手のひらにとり、両手を合わせて温めます。次に立ち上る香りを楽しみながら、手全体にのばしていきます。親指と人さし指で指を1本ずつはさみ、指のつけ根から指先までらせんを描くようにもみあげたら、最後に手全体をストレッチします。

○足（フット）

　まず、小さじ1杯程度のトリートメントオイルを手のひらにとり、両手で温めます。次に両手で足首を包むように持ち、ひざまで全面にオイルをのばしながら2～3回さすり、その次は足首からふくらはぎまで、さらにひざ裏までを、2～3回ずつさすります。最後のくるぶしまわりは円を描くようにして、丁寧に2～3回さすります。

② アロマテラピーを 安全に行うために

　植物から抽出された、天然の有機化合物である精油を使用するには、いくつか気をつけなければならないことがあります。より安全にアロマテラピーを楽しむために、取り扱い方法など、基本的なルールを学びましょう。

精油を取り扱うときの注意事項

🌱 基本の注意点

①原液のまま皮膚につけない

　精油は、植物の有効成分が濃縮された揮発性の芳香物質です。原液の状態では刺激が強いため、必ず希釈して（薄めて）使用します。

> ＊原液が皮膚についてしまったら、すぐに清潔な大量の流水で洗い流してください。
>
> ＊皮膚に赤みや発疹などの異常が現れたら、医師の診察を受けましょう。

②精油を飲用しない

　精油は、日本では医薬品や食品ではなく「雑品」扱いが一般的です。中には刺激が強い成分も含まれ、飲用は大変危険です。たとえ希釈したものでも、飲用、他の食品と一緒に摂ること、うがいに使うことはおすすめできません。

> ＊精油を飲んでしまったら、大量の水で口をすすいでください。
>
> ＊子どもの場合は、無理に吐かせたりせず、すぐに医師の診察を受けましょう。その際、誤飲した精油のビンも忘れずに持参します。

③精油を目に入れない

　目は皮膚よりも敏感なため、精油がついた手で目をこすったり、精油を目に入れたりしないよう、注意しましょう。

> ＊精油が目に入ってしまったら、大量の水で洗い流してください。そして目をこすらないよう注意しつつ、すぐに医師の診察を受けましょう。

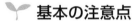

④**火気に注意する**

　精油は引火する可能性があるため、キッチンなど火気を扱う場所での使用には注意が必要です。精油を使って作製したものを使用する場合も同じです。

⑤**子どもやペットが近づかない場所に保管する**

　誤飲や、誤って皮膚につけるなどの危険性があります。

一部の対象者の注意事項

　体調が悪いときはにおいが気になるなど、香りの受け取り方は健康状態や体質、感受性などによってさまざまです。アロマテラピーを安全に楽しむためにも、異変や不快感を覚えた場合は使用を中止してください。

🌱 病気・アレルギーのある方の注意点

　医師の診察を受け、薬を処方されていたり、治療をしたりしている場合は、必ずその医療機関に相談してから精油を使用しましょう。植物油など（p.68〜71 参照）のアレルギーにも注意してください。

🌱 高齢者や既往症（き おうしょう）のある方の注意点

　どんな香りの楽しみ方をする場合も、精油を使用する際は、最初に基準の半分以下の量で試してから精油を使用しましょう。

🌱 妊産婦の方の注意点

　一般的なアロマテラピーを利用して、妊産婦の方に大きな事故が起きた例は今まで報告されていません。しかし、妊産婦の方は体調の変化が大きく、身体も敏感になります。芳香浴法（ほうこうよく）以外の方法を楽しむときは、体調に十分注意しましょう。特にアロマテラピートリートメントは、医師や専門家に相談してから受けるようにしてください。

❶ 検定試験ガイダンス

❷ アロマテラピーの基礎レッスン

❸ 精油の心身への基本と作用

❹ アロマテラピーの歴史をたずねて

❺ 問題集

🌱 子ども・ペットの注意点

子どもは大人に比べて、抵抗力が弱い存在です。3歳未満の幼児に対しては、芳香浴法以外は行わないでください。3歳以上でも大人との体格の違いを考えて、精油の量は大人の10分の1程度から、多くても2分の1を超えない程度までとして、使用には十分注意しましょう。また、人間と身体のつくりが異なるペットにも、安易な使用はやめましょう。

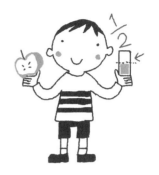

🌱 皮膚の弱い方の注意点

トリートメントオイルなど、精油を皮膚に塗布する場合は、低い濃度で試してから使用しましょう。異常がみられたら大量の水で洗い流し、使用を中止します。

精油の保管に関する注意事項

精油は、植物から抽出し、製造される過程から成分変化が始まります。そのため、変質を促す空気（酸素）・紫外線・温度・湿度に注意します。精油は遮光性ガラス容器に入れ、フタをしっかり閉めて直射日光と湿気を避けた冷暗所に保管しましょう。ガラス容器は寝かせず、立てた状態で保管します。

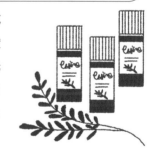

保存する期間は、開封後1年以内が目安とされていますが、開封後は早めに使い切りましょう。特に他の精油よりも成分変化が起きやすいかんきつ系精油などは、必ず香りを確認してから使用してください。

精油の性質に関する注意事項

私たちに有益な作用をたくさんもたらしてくれる精油ですが、種類によっては危険を及ぼすものもあります。十分な知識をもって扱うようにしましょう。

🌱 紫外線に対する注意点

精油成分には、強い紫外線に反応することで皮膚に炎症や色素沈着などを起こすものがあります。この「光毒性」をもつ成分が含まれる、グレープフルーツやベルガモット、レモンなどの精油を日中に使用する場合は注意しましょう。

🌱 皮膚刺激に対する注意点

精油成分のなかには、皮膚へ浸透した際に直接皮膚組織や末梢血管を刺激して、炎症や紅斑、かゆみなどの異常を起こすものがあります。イランイランやジャスミン、ティートリー、ブラックペッパー、ペパーミント、メリッサ、ユーカリなどの精油はこうした皮膚刺激を起こしやすいため、希釈濃度などに注意します。

精油の使用量に関するガイドライン

アロマテラピーを安全に楽しむため、以下のガイドラインを参考に、精油の使用量や濃度には十分な注意を払いましょう。

名称		適した滴数・濃度
芳香浴法（芳香拡散器）		1〜5滴
沐浴法	全身浴法	1〜5滴 ※ 一般的な家庭用浴槽（約200ℓ）の場合。半身浴法は1〜3滴。
	部分浴法 （手浴法、 足浴法）	1〜3滴 ※洗面器（直径約30cm）や、ポリバケツ（直径約40cm、深さ約30〜50cm）を使用する場合。
吸入法（フェイシャルスチーム）		1〜3滴
湿布法		1〜3滴
トリートメント法	ボディトリートメント	1%以下 ※手作り化粧品（ボディ用）も同じ。
	フェイストリートメント	0.1〜0.5%以下 ※手作り化粧品（フェイス用）も同じ。

① 検定試験ガイダンス

② アロマテラピーの基礎レッスン

③ 精油の基本と心身への作用

④ アロマテラピーの歴史をたずねて

⑤ 問題集

③ アロマテラピーの素材

アロマテラピーでは、精油を皮膚に使用する場合、そのまま使用すると刺激が強いので、さまざまな素材に混ぜてから使用します。素材の種類とその特徴を学ぶことで、アロマテラピーの世界を広げましょう。

アロマテラピーに使用する素材と種類

精油の使い方

植物の芳香物質だけを集めて抽出した精油は、芳香物質が非常に高い濃度で凝縮されているため、原液のままでは刺激が強く、直接皮膚につけることができません。それゆえ、トリートメントなどでは精油をさまざまな素材に混ぜ、安全な濃度まで薄めてから使います。

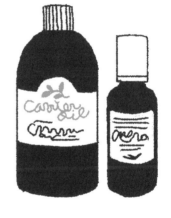

素材にはいろいろな種類があり、それぞれ特徴や作用も異なります。素材選びもアロマテラピーの楽しみの一つです。それぞれの性質を理解して、使用する目的や、自分の体質・体調に合ったものを選ぶようにしましょう。

主な素材の種類

素材の種類は、大きく分けると「植物油」「水性の素材」「その他の素材」の3種類があります。同じ名称の素材でも、たとえば植物油の一種であるホホバ油や、その他の素材であるミツロウ（ビーワックス）などは精製されたものと未精製のものがあり、色や香り、使用感なども異なってくるため、素材を選ぶときはそういった違いも考慮しましょう。

植物油

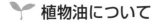 植物油について

植物の種子や果実からとれる油です。多くは油脂に分類され、親油性（脂溶性）で油脂に溶ける精油とよく混ざります。皮膚への浸透性が高いことから、アロマテラピーではトリートメントオイルやクリームを作るときなどに使用します。

キャリアオイル、ベースオイルなどとも呼ばれますが、特に「キャリア」は精油の成分を体内に「運ぶ」という意味から、その名がついたともいわれています。

植物油の種類

名称【植物油分類】	主要成分や特徴、用途など
スイートアーモンド油 【植物性油脂】	バラ科のスイートアーモンドの種子を圧搾することで得られ、主要成分はオレイン酸。のびがよく、あらゆる肌質に向き、古くから化粧品の材料として用いられている。
オリーブ油 【植物性油脂】	主要成分はオレイン酸。皮膚への浸透性や保湿効果が高い。美容・医療分野で広く用いられている。薬局などでも販売。
マカデミアナッツ油 【植物性油脂】	主要成分は、「若さを保つ脂肪酸」と言われるパルミトレイン酸。皮脂に含まれるパルミトレイン酸を多く含むため、肌なじみがよくスキンケアに用いられる。酸化しにくい。
ホホバ油 植物ロウ （植物性ワックス）	のびがよくて扱いやすく、保湿効果も高い。精製されたものと未精製のものがある。低温になると固まるが、常温で戻る。
アルガン油 【植物性油脂】	ビタミンEを多く含み、抗酸化作用が高い。モロッコ南西部に生えるアルガンツリーの種子を低温圧搾して得る希少なもの。

水性の素材とその他の素材

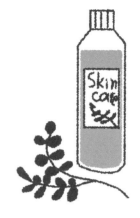

🌱 水性の素材について

精製水や蒸留水といった水や、芳香蒸留水などのことです。ルームスプレーやスキンローション、クレイパックを作るときなどに使用します。親油性（脂溶性）の精油は油脂によく溶けますが、水にはほとんど溶けません。そのため、一度エタノールで希釈してから混ぜ合わせる必要があります。

🌱 水性の素材の特徴

●水（精製水、蒸留水、飲料水、水道水）

精製水や蒸留水とは、不純物が少なく純度が高い水を指します。薬局などで購入でき、アロマテラピーではルームスプレーやスキンローションを作るときなどに使用します。市販の飲料水も使用可能です。いずれも冷蔵庫など、直射日光が当たらない冷暗所に保管して、開封後はなるべく早く使い切りましょう。

●芳香蒸留水

水蒸気蒸留法（p.100 参照）で精油を製造する際に得られるもので、わずかに植物の水溶性の芳香成分などが溶け込んでいます。ローズ、ラベンダー、カモミールなどの芳香蒸留水が市販されており、アロマテラピーでは、スキンローションやクレイパックを作るときなどに使用します。

●エタノール（エチルアルコール）

精油は水にほとんど溶けないため、水に混ぜるときはまずエタノールに溶かすことで水と混ぜやすくします。そのとき白濁することもありますが、使用に問題はありません。アロマテラピーでは、薬局などで購入できる無水エタノールなどが用いられます。

●グリセリン

グリセリドという油脂からとれる無色透明の液体で、水やエタノールによく溶けます。植物性のものもあり、薬局などで購入できます。皮膚をやわらかくするとされ、アロマテラピーではスキンローションを作るときなどに使用します。保湿成分として、広くスキンケアアイテムに使われています。

その他の素材の種類

●ミツロウ（ビーワックス）

ミツバチが分泌して、巣の材料とするものです。動物ロウ（動物性ワックス）に分類されます。抗菌・保湿作用などがあることで知られ、熱でやわらかく、冷めると少しずつ固くなる性質があります。アロマテラピーではアロマキャンドルやクリームを作るときなどに使用します。クリームを作る際は、ミツロウの使用量によってクリームの硬さを調節できます。精製タイプと未精製タイプがあります。

●クレイ

粉末状にした粘土のことです。さまざまな種類がありますが、ここでいうクレイは、カオリンやモンモリロナイト（モンモリオナイト、モンモリヨナイトとも）などを指します。吸収、収れん作用や、毛穴の引き締め、皮脂や汗、皮膚の汚れを取り除くため、保湿成分として、広くスキンケアアイテムに使われています。

●天然塩

精製されていない塩のことです。天然の塩はミネラルを豊富に含み、優れた発汗作用があるため、アロマテラピーではバスソルトを作るときなどに使用します。

●重曹（炭酸水素ナトリウム／重炭酸ナトリウム）

　白色で無臭の粉末です。弱アルカリ性のため、酸性の汚れを中和させる働きがあり、家庭でも消臭や掃除などに利用されています。入浴の際に使用すると湯あたりを和らげ、皮膚をなめらかにします。アロマテラピーでは医療用グレードのものを、入浴剤を作るときなどに使用します。

●ハチミツ

　ミツバチが巣の中に貯蔵した、花の蜜から生成されたものです。保湿作用や抗炎症作用などがあるといわれ、アロマテラピーではパックやクリームなどを作るときなどに使用します。

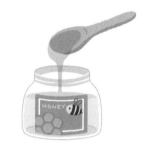

●シアーバター

　バター状の油脂です。西〜中央アフリカに生息する、アカテツ科のシアーバターノキから採れ、現地で古くから筋肉痛ややけどの治療に活用されてきました。保湿に優れ、肌になじみやすいので、保湿クリームに最適です。

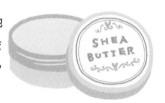

●素材の利用法の例●

＊アロマスプレー　…　無水エタノール、水
＊トリートメントオイル／アロマロールオン　…　植物油
＊アロマバス　…　天然塩、重曹、ハチミツ
＊クリーム／アロマバーム　…　植物油、ミツロウ、シアーバター
＊スキンローション　…　芳香蒸留水、水、グリセリン、無水エタノール
＊クレイパック　…　クレイ、芳香蒸留水

① 検定試験
ガイダンス

② アロマテラピーの基礎レッスン

③ 精油の基本と心身への作用

④ アロマテラピーの歴史をたずねて

⑤ 問題集

① 検定試験
ガイダンス

② アロマテラピー
の基礎
レッスン

③ 精油の
心身への基本と
作用

④ アロマテラピー
の歴史を
たずねて

⑤ 問題集

4 アロマテラピーの用具

　精油や材料を正確に量るときや、精油と素材を混ぜ合わせるとき、作製したものを保存するときなど、アロマテラピーではさまざまな用具が必要になります。楽しみ方に合わせた適切な用具を、必要に応じて揃えていきましょう。

アロマテラピーに使用する用具と種類

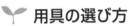 用具の選び方

　アロマテラピーの用具は、身近なものを代用するのではなく、専用のものを用意したほうが便利です。熱湯を入れたり、火にかけたりすることがあるため、必ず耐熱性があるものを選びます。また、材質は精油によって溶けることがあるプラスチック製ではなく、材質が劣化しにくいガラス製や陶器製、ステンレス製などがよいでしょう。

主な用具の種類

用具	用途	選ぶときのポイント
耐熱性 ガラスビーカー	材料を量るとき、精油と素材を混ぜ合わせるときなどに用いる。	精油によって材質が変化しない、ガラス製で目盛りつきのものを選ぶ。30 mℓと 50 mℓなど、違うサイズのものを揃えると便利。
耐熱 ガラス棒	精油や素材などを混ぜ合わせるときに用いる。	15 〜 20 cmのものが使いやすい。
遮光性 保存容器	紫外線を遮断して内容物の劣化を防ぐため、精油や植物油、トリートメントオイルや手作り化粧品などの保存に用いる。	精油によって溶けたり、材質が劣化したりしない、ガラス製のものを選ぶ。
ラベル	内容物のアイテム名、材料、作製日などを示すために用いる。	貼る容器の大きさに合ったものを選ぶ。

用具	用途	選ぶときのポイント
メスシリンダー	ビーカーでは量れない少量を、正確に量るときなどに用いる。	20 ㎖用か、30 ㎖用のものがあると便利。
深めの洗面器やバケツなど	手浴法や足浴法、フェイシャルスチーム、湿布法などで用いる。	精油による材質の変化を防ぐ、ホーロー製のものを選ぶ。 足浴法では、足首まで浸かる大きさ、深さのものを選ぶ。
フェイスタオルや手ぬぐい、バスタオル	半身浴法や足浴法、フェイシャルスチーム、湿布法などで用いる。	用途に応じた大きさのものを選ぶ。
マグカップやボウルなど	芳香浴法や、蒸気吸入法などで用いる。	耐熱性のある陶器などを選ぶ。精油専用のものを用意すれば、誤飲防止に。
計量スプーン	材料の計量に用いる。	大さじと小さじがあると便利。
容器（深めの小皿や小鉢など）	パックなどを作る過程で、材料を混ぜ合わせるときに用いる。	精油で腐食する可能性のあるプラスチック製は避ける。ガラス製やステンレス製がよい。
スパチュラ	材料を混ぜ合わせるときや、製作物を保存容器へ移すとき、クリームやパックを皮膚に塗るときなどに用いる。	用途に応じた大きさのものを選ぶ。
はかり	計量に用いる。	1 g単位から量れる、デジタルスケールが便利。
鍋	クリームなどを作る過程で、ミツロウを湯せんにかけるときに用いる。	ビーカーを出し入れしやすい大きさのものを選ぶ。
温度計	湿布法などで、お湯の温度を測るときに用いる。	必ず耐熱性のあるものを選ぶ。

🌱 用具の手入れ

　用具を使い終えたら、まず中性洗剤で洗います。ガラスビーカーやガラス棒、保存容器、深めの小皿や小鉢などの容器は、さらにアルコール消毒か煮沸消毒を行いましょう。その後しっかり乾燥させて保管します。芳香浴法で用いる芳香拡散器などは、それぞれの取り扱い説明書に従って手入れをしてください。

手作り化粧品の作り方

精油には、スキンケアに効果的なものが多くあります。自分の肌質に合った化粧品を作り、お気に入りの香りとともにスキンケアを楽しみましょう。

アロマボディオイル

心や身体を優しくトリートメントしてやわらげます。

用意するもの
（完成量50㎖）

精油：合計1～6滴
植物油：30㎖
耐熱性ガラスビーカー
耐熱性ガラス棒
遮光性保管容器
ラベル

作り方

1. ビーカーに植物油を入れ、精油を加えてガラス棒で混ぜ合わせる。
2. 遮光性保管容器に移し、アイテム名や作製日などを記したラベルを貼る。

スキンローション（しっとりタイプ・さっぱりタイプ）

自分の肌質に合わせたオリジナルローションで、皮膚に潤いを与えます。

用意するもの
（完成量50㎖）

精油：合計1～10滴（ボディ用）
　　　合計1～5滴（フェイス用）
無水エタノール：5㎖
【しっとりタイプ】
芳香蒸留水：40㎖
グリセリン：5㎖
【さっぱりタイプ】
水や芳香蒸留水：45㎖
耐熱性ガラスビーカー
耐熱性ガラス棒
遮光性保存容器
ラベル

作り方

1. ビーカーに無水エタノールを入れ、精油を加えてガラス棒で混ぜ合わせる。
2. しっとりタイプは1に芳香蒸留水とグリセリン、さっぱりタイプは1に水や芳香蒸留水を加えて、さらによく混ぜる。
3. 遮光性保存容器に移し、アイテム名や作製日などを記したラベルを貼る。

＊精油は、必ず無水エタノールに溶かしてから、水（水性素材）を加えます。精油によっては白濁するものがありますが、使用に問題はありません。

＊使用前に、必ず容器をよく振ります。

クリーム

クリーム（軟膏）には、保湿効果とともに皮膚をやわらかくする効果があります。植物油とミツロウの比率を変えれば、クリームの硬さを調節することができ、硬めのハードタイプはネイルケアクリームに、やわらかめのソフトタイプはハンドクリームやボディクリームとして用いられます。携帯用にも便利です。

用意するもの
（完成量30㎖）

精油：合計1～6滴	耐熱性ガラスビーカー
植物油：ハードタイプ25㎖	耐熱性ガラス棒
ソフトタイプ28㎖	はかり（1g単位で量れるもの）
ミツロウ：ハードタイプ5g	遮光性保存容器
ソフトタイプ2g	ラベル
鍋（湯せん用）	

作り方

1. ビーカーが半分浸かる程度の水を鍋に入れる。
2. 使用する精油を選び、ミツロウが固まる前にすばやく混ぜられるようにする。
3. 植物油とミツロウをビーカーに入れ、鍋の中に移して弱火の湯せんにかける。
4. 完全にミツロウが溶けたらガラス棒でよく混ぜ、火を止めてビーカーを出す。
5. 粗熱がとれたら（1分程度）すぐに精油を加え、ガラス棒で手早く混ぜる。
6. 急いで遮光性保存容器に移し、そのまま置いておく。
7. 完全に冷めたところでふたをし、作製日や作り方などを記したラベルを貼る。

＊ハードタイプとソフトタイプの違いは、ミツロウの比率です。

＊クリームが固まる速さは、季節や室温によって異なります。

＊ビーカーを湯せんにかけるときや、鍋から取り出すときに、鍋のお湯や水滴などがビーカーに入らないよう注意します。

＊湯せんをするときは、やけどに注意が必要です。

＊用具にミツロウがついたら、冷めて固まる前にティッシュペーパーなどで拭き取りましょう。

＊顔に使用する際は、精油の濃度を0.5％以下にします。

●手作り化粧品の記録●

　手作り化粧品は、使用した精油の種類やブレンドの割合、素材の種類により、香りや使用感などが変わってきます。次に作る際の参考となるように、以下のような内容を記したメモを作っておくと便利でしょう。

・アイテム名　　・素材
・作製日　　　　・作製ポイント、注意点
・精油　　　　　・感想など

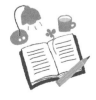

クレイパック

ミネラルが豊富に含まれるクレイ（粘土）のパックは、毛穴の汚れや余分に分泌された皮脂を吸着して取り除きます。

用意するもの（1回分）
精油：1〜3滴
クレイ（モンモリロナイト）：大さじ3
芳香蒸留水：大さじ1½
植物油：大さじ½
容器（直径5〜6cmの深めの小皿や小鉢など）
計量スプーン
スパチュラ

作り方
1. 容器に芳香蒸留水を入れる。
2. クレイを加え、10分程度置いておく。
3. 10分ほどでクレイに水分が浸透したら、植物油に溶かした精油を加え、スパチュラで軽く混ぜる。
4. 全体がよく混ざれば完成。

＊クレイや芳香蒸留水の量を変えれば、パックの硬さを調節できます。
＊クレイや全体の水分量は、季節やクレイの種類によって加減しましょう。

クレイパックの使い方

1. 指の腹を優しく使い、顔の中心から外側に向けて、全体的にパックを塗り広げる。その際、目や口のまわりは避け、パックの厚さは肌が隠れる程度にする。
2. 顔の端部分のクレイが乾き始めたら、ぬるめのお湯で丁寧に洗い流す。
3. 洗顔後は、必ず化粧水などで保湿する。

＊クレイパックは作り置きせず、必ず1回で使い切りましょう。
＊クレイパックは、あらかじめ洗顔した清潔な肌に行います。
＊洗い流す際に肌へ負担がかかるため、パックが乾き切らないよう注意します。
＊肌に異常を感じたり違和感を覚えたりしたら、すぐにパックを洗い流します。

悩み別おすすめレシピ

アロマテラピーは、日々感じる身体の不調など、心身のケアにも応用できます。ここでは悩み別にレシピを紹介します。日常にアロマテラピーを取り入れ、毎日を健やかに過ごすために植物の香りのチカラを役立ててみましょう。

悩み	おすすめの精油	使用方法・注意
鼻・喉ケア	ジャーマンカモミール、ティートリー、ユーカリ	吸入法でおすすめの精油を使用。咳がひどいとき、ぜんそくの場合は控える。
冷え・疲労回復	ジュニパーベリー、スイートオレンジ、スイートマージョラム	アロマバスに利用し、血行を改善。リラックス効果の高い精油を選んで。
風邪予防	ティートリー、ユーカリ、ペパーミント、ラベンダー	アロマスプレーを利用して日頃からストレスをためず免疫力を高めることが大切。抗菌作用のある精油をマスクや空気中にスプレー。
肩こり	スイートマージョラム、ラベンダー、ローズマリー	温湿布で使用すると、固まった筋肉をほぐすことができる。血行を促すといわれる精油がおすすめ。
不安・緊張の緩和	フランキンセンス、ベルガモット、ラベンダー、レモン	気持ちを落ち着かせる香りで深呼吸。精油をハンカチなどにたらしてお守りとして持ち歩くのもよい。
集中力アップ	スイートオレンジ、ペパーミント、ローズマリー	すっきりとした香りを、吸入法や香りを拡散させるリードディフューザーで利用。

① 検定試験ガイダンス

② アロマテラピーの基礎レッスン

③ 精油の基本と心身への作用

④ アロマテラピーの歴史をたずねて

⑤ 問題集

アロマテラピーを利用するときの注意事項 1級 2級

アロマテラピーは、安全に留意して行うことが大切です。予期せぬトラブルを防ぐため、もう一度 p.63 〜 66 の「アロマテラピーを安全に行うために」を確認しつつ、自分ひとりで利用する際の注意点をしっかり覚えておきましょう。

🌱 トラブルが生じた場合の注意点

トリートメントオイルや手作り化粧品を使用して皮膚にトラブルが生じたり、芳香浴法で気分が悪くなったりしたときは、すぐに使用を中止しましょう。

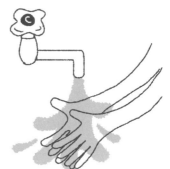

皮膚にかゆみや炎症などが生じた場合は、皮膚についた精油を大量の清潔な流水で洗い流します。赤みや刺激、発疹などの異常が現れた場合は、すみやかに医療機関を受診してください。

🌱 衛生管理に関する注意点

トリートメントオイルや手作り化粧品などを作って楽しむ場合は、衛生管理も大切です。特に手作り化粧品の場合は、衛生管理ができていないと品質が劣化しやすく、トラブルの原因となるため注意が必要です。以下のことに注意しながら、作業を行いましょう。

> ・使用する用具や、製作物を作る作業場所を清潔に保つ。
> ・作業を行う前には、手や指などをしっかり洗う。
> ・作業は常に清潔な環境で行う。

使用量に関する注意点

精油は、たくさんの量を使えばいいというわけではなく、トラブルの原因になることもあります。適切な使用量を守って利用するようにしましょう。

ペットのいる環境での注意点

動物は、人間とは身体のつくりが異なります。ペットがいる環境でアロマテラピーを行う場合には、獣医に相談し、精油の保管場所にも気を付けましょう。

アロマオイルについての注意点

アロマオイルと表記されているものには、合成香料を含んでいる可能性があります。アロマテラピーに適した、天然精油であるか確認しましょう。

サロンでアロマトリートメントをする際の注意点

サロンで行ったアロマトリートメントで、お客さまの肌にトラブルが起きてしまった場合は、医療機関の受診をすすめます。もしものときのために、AEAJが用意するアロマテラピー賠償責任賠償制度に加入しておくと安心です。また、ボランティアなどでアロマテラピーを行う前には、対象者から「同意書」をもらうことを忘れないようにしましょう。

製作物の保存期間に関する注意点

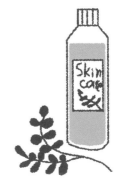

個人で手作りした製作物は、保存料などを一切使用しないため、長期間の保存がききません。下記の保存期間を目安に、作製後はできるだけ早めに使い切るようにしましょう。

また、保存する際は高温多湿を避けた冷暗所で管理します。夏場なら冷蔵庫で保管するとよいでしょう。

・水を含むもの（スプレーやローション）：1～2週間
・植物油などが中心のもの（オイルやクリーム）：およそ1か月

⑥ アロマテラピーに関連する法律

化粧品を手作りして使用するなど、生活にアロマテラピーを取り入れる際には、いくつかの法律もかかわってきます。自分ひとりだけでなく、身近な人とアロマテラピーを楽しむ場合も考え、それらの法律を理解しておきましょう。

知っておきたい法律と原則

🌱 医薬品医療機器等法

一般に「医薬品医療機器等法」と呼ばれるこの法律は、正式名称を「医薬品、医療機器等の品質、有効性及び安全性の確保等に関する法律」といい、医薬品・医薬部外品・化粧品・医療機器・再生医療等製品の取り扱いや製造、販売、製造販売（市場への出荷・流通）を規制しています。平成 26 年 11 月 25 日に施行されたもので、略して「薬機法」とも呼ばれています。

精油は医薬品や医薬部外品、化粧品と間違えられやすいため、以下のポイントを押さえながら、正しい扱い方を学びましょう。

①精油を購入・使用する際は、医薬品・医薬部外品・化粧品と誤解しない

アロマテラピーで一般に使用する精油は「雑貨」扱いであり、医薬品や医薬部外品、化粧品には該当しないため、医薬品医療機器等法の規制は受けません。

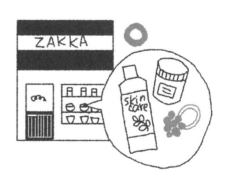

②精油の効能・効果を謳（うた）うことは、医薬品医療機器等法違反となる

「不眠症にはラベンダー精油が効果的だ」「ティートリー精油は風邪に効く」などといって、精油を販売・授与することは「無承認無許可医薬品等の販売・授与」として禁止されています。

③行政の許可なしに業（ぎょう）として化粧品を製造・販売することは、医薬品医療機器等法違反となる

精油を使って化粧品を手作りする人は多いですが、製造業の許可を得ずに、業として化粧品や医薬品、医薬部外品を製造することは医薬品医療機器等法第13条により禁止されています。なお、「製造」には「小分け」も含まれます。

🌱 自己責任の原則

このように、医薬品医療機器等法では「自分で使うために、自分で化粧品を作る」ことは規制対象外となっています。しかし、アロマテラピーはあくまでも「自己責任で行う」という認識が必要です。

たとえば、市販されていた製造物に欠陥があり、被害が発生した場合はその製造業者などに責任が生じますが、手作りした化粧品などでは自分が製造者であり、使用者にもなるため、品質や安全性などに問題が生じた場合は自分で責任を負います。自宅などで、精油を用いてトリートメントオイルや化粧品などを作る場合は、常にこの「自己責任の原則」を念頭に置くようにしましょう。

その他のアロマテラピーに関連する法律　

アロマテラピーグッズの販売や、アロマテラピートリートメントの施術などを行う際にかかわってくる法律です。AEAJが認定する、プロフェッショナルな資格の取得時に詳しく学ぶ内容ですが、一般的なアロマテラピーを実践する際にも知っておくべき重要な法律なので、概要を理解しておきましょう。

右端タブ：
❶ 検定試験ガイダンス
❷ アロマテラピーの基礎レッスン
❸ 精油の基本と心身への作用
❹ アロマテラピーの歴史をたずねて
❺ 問題集

製造物責任法（PL法）

製造物責任法とは、製造物の欠陥によって、損害を受けた消費者の保護と救済を目的とした法律です。この法律により、消費者は損害が生じたことを明示すると、欠陥品の製造業者や輸入業者に損害賠償責任を求められます。

たとえば精油ビンのふたがうまく閉まらず、漏れ出た精油が衣服を汚した場合などにも、販売店には民法上の責任を、製造業者や輸入業者に対しては製造物責任法上の責任を問うことが可能です。

景品表示法（不当景品類及び不当表示防止法）

景品表示法とは、事業者が消費者に対して過大な景品などを提供したり、商品の不当な表示をしたりする行為を制限・禁止する法律です。

たとえば商品の品質を実際よりも優れていると表示したり、事業者にとって著しく有利な金額を表示したりすることは、商品を購入する消費者の自主的で合理的な選択を妨げます。消費者側も疑わしい表示をうのみにせず、ものやサービスを提供する店に質問をしたり、自分で調べたりする姿勢が大切です。

消防法

消防法とは、火災の予防や危険物の取り扱い・貯蔵などについて定めている法律です。指定数量以上の危険物を貯蔵所以外で貯蔵したり、指定の場所以外で取り扱ったりすることを禁じています。

精油はこの危険物に該当する場合がありますが、自宅で楽しむ量であれば、規制対象にはなりません。

ただし、精油は揮発性で、火気に近づけると引火する可能性があります。保管や取り扱いに十分注意しましょう。また、実際に火を扱うアロマキャンドルなどを使用するときにも、もちろん注意が必要です。

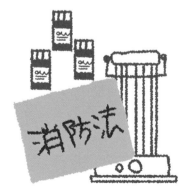

あん摩マツサージ指圧師、はり師、きゆう師 等に関する法律（略称：あはき師法）

あはき師法とは、あん摩、マッサージ、指圧、はり、きゅうなどの行為を、資格のない者が業として行うことを禁止する法律です。アロマテラピートリートメントは、マッサージによく似ていますが、これを自己責任で行う分には問題ありません。しかし、マッサージを業として行うためには、「あん摩マツサージ指圧師」という国家資格の免許が必要になります。

※法律名は「あん摩マツサージ指圧師」「きゆう師」という表記です。

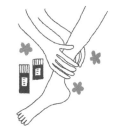

医師法

医師法とは、医師以外の者が、診療行為を行うことを禁止する法律です。たとえば友人や家族にアロマテラピートリートメントを行う過程で、相手の病名を診断したり、治療と紛らわしい行為を行ったりするのは、規制対象となります。医薬品の許可がない精油を、まるで薬のように使うことも法律違反です。

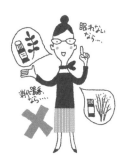

眠れないなら…

代謝が悪いなら…

獣医師法

獣医師法とは、獣医師以外の者が、ペットの診療行為を行うことを禁止する法律です。アロマテラピートリートメントにおける診療行為も、規制対象となります。動物へのケアやトリミングなどは国家資格に属さないため、その範囲内であればアロマテラピーを行えますが、人間と動物では身体の仕組みも異なるため、ひとりよがりな考えでアロマテラピーを行うのは避けましょう。

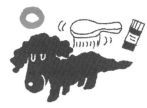

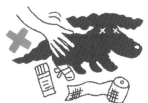

① 検定試験ガイダンス

② アロマテラピーの基礎レッスン

③ 精油の基本と心身への作用

④ アロマテラピーの歴史をたずねて

⑤ 問題集

書いて覚える 精油学習

ここでは、精油をより深く理解するために、精油ワークシートと香りイメージシートを使いながら書き込んで覚えます。巻末の別冊用語集 p.34 ～ 35 のシートを使って書き入れていきましょう。自分だけのオリジナル練習帳を作ってみるのもよいでしょう。

精油 下記のサンプルは、ラベンダーを例にあげています。
右ページの解説を読みながら、理解していきましょう。

サンプル ラベンダー

● 精油ワークシート ●

1. 精油名	ラベンダー（Lavender）
2. 原料植物名（別名）	ラベンダー（トゥルーラベンダー）
3. 科　名	シソ科
4. 抽出部位	花
5. 精油製造法	水蒸気蒸留法
6. 利用方法	芳香浴法、沐浴法、吸入法、湿布法、トリートメント法、手作り化粧品
7. エピソード（語源、言い伝えなど）	・*Lavandula* は、lavo（洗う）という意味や lividus（青みがかった鉛色）という意味からきたといわれる ・ルネ・モーリス・ガットフォセがやけどを治療
8. 注意事項	眠くなるので気をつける
9. 備　考（学名、主な産地、主な成分など）	・学名： *Lavandula angustifolia* (*Lavandula officinalis*) ・主な産地： フランス、ブルガリア ・主な成分： 酢酸リナリルなど

★精油ワークシートは別冊用語集 p.34 をご使用ください。

左側縦タブ：
① 検定試験ガイダンス
② アロマテラピーの基礎レッスン
③ 精油の心身への基本と作用
④ アロマテラピーの歴史をたずねて
⑤ 問題集

精油ワークシートの使い方

まずは本書を参考に、p.10 〜 40 の精油のプロフィールを見ながら、詳細を書き入れてみましょう。ある程度覚えたら、確認のためにテストの要領で書き入れてもよいでしょう。

1. 精油名
一般名称を書きます。

2. 原料植物名（別名）
精油の原料となっている植物の名称を記入しましょう。別名がある場合は、それも記入しましょう。

3. 科名
原料となる植物の、一定の種類別に分類される科名を書きます。

4. 抽出部位
精油を抽出する、植物の花、葉、果皮、樹脂などの部分を抽出部位といいます。精油は、その抽出部位によって作用が変わります。

5. 精油製造法
精油は、原料植物の抽出部位や、植物の成分が「水に溶けやすいか」「熱による変化が少ないか」などにより製造方法が異なります。各精油の特徴と関連づけて覚えましょう。

6. 利用方法
精油をどんなときに使用したらよいか、またその使い方を記入します。

7. エピソード（語源や言い伝えなど）
植物の語源や言い伝えについて、本書をよく読んで、まとめておきましょう。

8. 注意事項
注意事項や情報があれば書き入れます。ほかにも自分で使用してみて、「こんなことに注意が必要かもしれない」というような事柄があれば、書き入れましょう。

9. 備考（学名、主な産地、主な成分など）
特記事項や原料となる植物の特性や学名※、主な産地や原産地、精油の主な成分などを記入します。※これは試験範囲ではないので、必要に応じて行いましょう。

※生物につけられる世界共通の名称。リンネが体系化した属名と種小名による「二名法」で表され、通常、イタリック体で表記する。

香り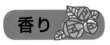

　静かなリラックスできる空間で、できれば午前中に行うと嗅覚が疲労していないので、よく嗅ぎ分けることができます。実際に香りを嗅いだのちに、下記のラベンダーの例を参考にしながら書き入れていきましょう。

サンプル
ラベンダー

● 香りイメージシート ●

1. 精油名	ラベンダー
2. 色・透明度	薄黄色～無色透明
3. 粘性	低い

4. ① 香りの印象	4. ② 香りの強さ（強度）				
	1	2	3	4	5
シトラス／かんきつ系の香り					
フローラル／花の香り			○		
グリーン／草の香り					
ミンティー／ミントの香り					
ハーバル／ハーブや薬草のような香り			○		
スパイシー／スパイスのような香り					
ウッディ／森林のような香り					
アーシィー／土臭い香り					
アンバー／甘く重厚な香り					
清涼感のある香り					
フレッシュ／新鮮なみずみずしい香り			○		
安心させる香り				○	
クールな香り					
温かい香り				○	
オリエンタル（東洋的）な香り					
その他（　　　　　　　　）					

5. 香りのイメージ

色で表現すると何色？	深い青、ラベンダー色
心に浮かんだ記憶	英国の伝統的な香水の香り　プロバンスで過ごした楽しいひととき　テレビドラマ「北の国から」…etc.
その他、心に思い描いたイメージ	穏やかで、包み込むような優しい母親のイメージ　モーツァルトの楽曲　…etc.

★香りイメージシートは別冊用語集 p.35 をご使用ください。

香りイメージシートの使い方

1. 精油名
   精油の一般名称、和名を書きます。
2. 色・透明度
   ムエット（試香紙）に精油を1滴落としたときに何色に見えるか、記しましょう。
3. 粘性（精油の粘り気の程度）
   精油の落ちる速度が遅ければ粘性が「高い」、速ければ「低い」などと表現します。
   ※精油に直接触れないように注意しましょう。
4. 香りの印象と香りの強さ（強度）
   ①香りの印象
   　香りには、一定の印象系統表現があります。下記の表を参考に、該当すると思われるものを香りの印象の項目に書き入れていきましょう。
   ②香りの強さ（強度）
   　香りの印象の中に、当てはまる香りがあれば、その項目で香りの強さ（強度）を5段階で示してみましょう。全項目を埋める必要はありません。自分が感じた通りに書き入れていきましょう。1が最も弱く、5が最も強い香りになります。

香りの印象と表現例、主な精油

香りの印象	表現例	主な精油
シトラス	新鮮でさわやかなかんきつ系の香り	レモン　スイートオレンジ　ベルガモット　グレープフルーツ　レモングラス　メリッサ
フローラル	甘く、華やかな花の香り	イランイラン　ラベンダー　ローズオットー　ローズ（アブソリュート）　ジャスミン（アブソリュート）　ネロリ　ローマンカモミール
グリーン	葉や茎などを思わせる草の香り	ユーカリ（ユーカリプタス）　ティートリー
ミンティー	新鮮なイメージを与えるミントの香り	ペパーミント
ハーバル	ハーブや薬草のような香り	ローズマリー　ゼラニウム　スイートマージョラム　クラリセージ　ジャーマンカモミール
スパイシー	ピリッとしたスパイスのような香り	ブラックペッパー
ウッディ	森林のような香り	ジュニパーベリー　サンダルウッド　サイプレス　フランキンセンス
アーシー	土臭い深みのある香り	パチュリ　ベチバー
アンバー	甘く重厚な香り	ベンゾイン（レジノイド）　ミルラ

5. 香りのイメージ
   その香りから連想されたイメージを、自由に記入しましょう。色で表現してみると何色ですか？　心に浮かんだ記憶や、その他、心に思い描いたイメージを書いてみましょう。

87

①
検定試験
ガイダンス

②
アロマテラピー
の基礎
レッスン

③
精油の基本と
心身への作用

④
アロマテラピー
の歴史を
たずねて

⑤
問題集

Check Test

早わかり!

アロマテラピーの基礎は身についてきましたか？
穴埋め問題に挑戦して、さらに理解を深めましょう。

1級 2級

Q1　空欄に適切な言葉を記述し、文章を完成させなさい。

(1)（　　　）から抽出した、天然の香りを用いてアロマテラピーを行う。

(2)「アロマテラピー」という用語を命名したのは、（　　　　　　　　　）
である。

(3)アロマテラピーは、人の心や身体に（　　　　　　＝全体的）に
働きかける。

(4)アロマテラピーは（①　　　）の力によって、人が本来もっている
「（②　　　）治癒力」を引き出す。

Q2　次の文章を読み、当てはまるアロマテラピーの利用法を記述しなさい。

(1)精油を拡散し、香りを楽しみながら心身のバランスを整える方法。

【　　　　　　　】

(2)精油を加えたお湯に、全身や身体の一部を浸ける方法。

【　　　　　　　】

(3)精油成分を鼻や口から吸入し、呼吸器系の不調を和らげる方法。

【　　　　　　　】

(4)温めたり冷やしたりする目的で、お湯や水に精油を垂らし、タオルなどに
浸して身体の一部に当てる方法。　　　　　【　　　　　　　】

(5)トリートメントオイル（精油を植物油で希釈したオイル）を、顔や身体に
塗布する方法。　　　　　　　　　　　　　【　　　　　　　】

(6)顔に精油を含む蒸気を当て、血行を促し、皮膚に潤いを与える方法。

【　　　　　　　】

Q3 次の説明文の素材名を記述しなさい。

(1)パックとして用いられる。吸収、収れん作用があるモンモリロナイト、カオリンなどの粘土のこと。

【　　　　　　　　】

(2)アロマバスに用いられる。ミネラルを含み、発汗作用がある。

【　　　　　　　　】

(3)ミツバチが生成したもので、保湿作用がある。パック、クリームなどの素材として用いられる。

【　　　　　　　　】

(4)炭酸水素ナトリウムとも呼ばれ、アロマバスの素材として用いる。皮膚をなめらかにし、湯あたりを和らげる。　　　　　　【　　　　　　　　】

(5)クリームなどに用いられる。ミツバチが分泌する、動物ロウ（動物性ワックス）である。

【　　　　　　　　】

(6)精油を水に混ぜる目的で使用する。　　　　　【　　　　　　　　】

(7)スキンローションなどの素材として用いられる。皮膚をやわらかくする作用があり、油脂のグリセリドからとれる。

【　　　　　　　　】

(8)クレイパックを作るときなどに用いられる。水蒸気蒸留法の製造過程で得られる。　　　　　　　　　　　　　　　　【　　　　　　　　】

Answer 解答

Q1　(1)植物　(2)ルネ・モーリス・ガットフォセ
　　(3)ホリスティック
　　(4)①精油（エッセンシャルオイル）　②自然
Q2　(1)芳香浴法　(2)沐浴法　(3)吸入法
　　(4)湿布法　(5)トリートメント法
　　(6)フェイシャルスチーム
Q3　(1)クレイ　(2)天然塩　(3)ハチミツ　(4)重曹
　　(5)ミツロウ（ビーワックス）
　　(6)エタノール（エチルアルコール）
　　(7)グリセリン　(8)芳香蒸留水

Q4 植物油の種類について、次の表の空欄を埋めなさい。

	名称	抽出部位	科名	主要成分や特徴、用途など
(1)	ホホバ油	種子	（　　）科	保湿効果が高く、（　　）で固まる。
(2)	（　　　　　）油	種子	バラ科	（　　）酸が主要成分。古くから化粧品の材料として用いられた。
(3)	マカデミアナッツ油	（　　）	（　　）科	主要成分は、皮脂に多く含まれる（　　　）酸。スキンケア用。
(4)	（　　）油	（　　）	モクセイ科	皮膚への浸透性や（　　）効果が高い。主要成分はオレイン酸。

Q5 アロマテラピーで使う用具について、空欄に当てはまる語句を下の語群より記号で選びなさい。

(1)アロマテラピーで使用する用具は、必ず（　　）性のあるものを選ぶ。

(2)容器や器具の材質は、精油によって劣化しにくい（　　）製や陶器製、ステンレス製などのものを用いる。

(3)保存容器は、紫外線を遮断する（　　）性のガラス容器が望ましい。

(4)用具は清潔に保つため、（　　）消毒、またはアルコール消毒をしてから乾燥させる。

語句	a. ガラス　b. 耐熱　c. 煮沸　d. 遮光

Answer 解答

Q4 (1)ホホバ、低温
　　(2)スイートアーモンド、オレイン
　　(3)種子、ヤマモガシ、パルミトレイン
　　(4)オリーブ、果実、保湿

Q5 (1)b　(2)a　(3)d　(4)c

精油の基本と心身への作用

The basis of essential oil and its effects for body and mind

アロマテラピーに欠かせない精油。
その基本的な性質や製造方法、
心身に作用する経路などを学びます。
また、アロマテラピーをより生活に
役立てるため、心身の健康作り
についても考えていきましょう。

The basis of essential oil and its effects for body and mind

精油を購入する前に

精油の正しい選び方

さまざまな植物を原料とする精油は、その香りや作用もそれぞれ異なります。最近は、店頭だけでなくネットショップなどでも手軽に購入できますが、まずは実際にいろいろな精油の香りを確かめ、好みの香りを選びましょう。

アロマテラピー専門店で購入する

初めて精油を購入するときには、アロマテラピーの専門店がおすすめです。実際に香りを確かめながら、お店の人に精油に関する知識や情報を尋ねたり、使用方法などを相談したりできるため、初心者でも安心して精油を購入できます。

なお、アロマテラピーに使用できるのは、100％天然の素材である「精油（エッセンシャルオイル）」だけです。それ以外の合成の香料には、「アロマオイル」などの商品名がついており、アロマテラピーには使えないため、注意します。

好きな香りを選ぶ

アロマテラピーでは、香りが脳に伝わることでリフレッシュ効果やリラックス効果を得られますが、必ず自分が「心地よい」と感じる香りを選ぶことが大切です。自分にとって心地よい香りでなければ、かえって逆効果になってしまう場合もあります。心を穏やかにする香りは、心身の健康にも役立つでしょう。

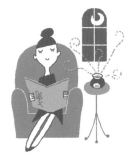

遮光ビンに入ったものを購入する

精油は熱や光によって劣化してしまうため、一般的に市販されている、遮光性のあるガラス容器に入ったものを選びます。また、ビンの口にドロッパー（中栓）がついており、その空気穴から精油を１滴ずつ落とせるものが便利です。

製品情報に目を向ける

　精油に表示されている情報を、購入前に確認することも大切です。AEAJ では、独自の制度に基づき「AEAJ 表示基準適合認定精油」を定めています。これは AEAJ が製品情報などの表示のわかりやすさを審査して、基準に達したことを認めたものですので、購入時の参考にしましょう。

精油の製品情報

①ブランド名………… （例）AEAJ

②品名（精油の名前・通称）
　………………………（例）イランイラン

③学名………………… （例）*Cananga odorata*

④抽出部分（部位）… （例）花

⑤抽出方法…………… （例）水蒸気蒸留法

⑥生産国（生産地）または原産国（原産地）
　………………………（例）コモロ

⑦内容量……………… （例）5㎖

⑧発売元または輸入元
　………………………（例）㈱ AEAJ 商事

精油の香りの試し方　

ティッシュペーパーなどに落とす

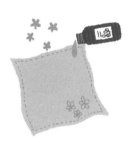

　香りを試すときは、精油ビンを傾けて、ティッシュペーパーなどに 1 滴精油を落とします。「ムエット（試香紙）」と呼ばれる、香りを確認するための細長い専用紙を使うことも可能です。精油は種類によって粘度が異なっているため、ビンから落ちる速度もさまざまです。早く精油を出そうとしてビンを振ると、何滴もの精油が一度に出たり、精油が周囲に飛び散ったりするため、注意してください。種類ごとの特徴を考えながら、静かに精油が落ちてくるのを待ちましょう。

鼻に近づけ、ゆっくり嗅（か）ぐ

　精油を落としたティッシュペーパーやムエットなどを鼻に近づけたら、軽く振って香りを拡散させます。そして、空気中に広がった香りをゆっくりと嗅ぎましょう。このとき近づけすぎて、鼻に精油がつかないよう気をつけます。特に、刺激が強い香りは鼻の粘膜を刺激する場合があるため、注意が必要です。香りを試す時間が長引いて気分が悪くならないよう、体調にも考慮しましょう。

精油の基本

　　アロマテラピーには欠かせない、精油（エッセンシャルオイル）。その作用を有効に活用するためにも、精油の性質や、植物自身にとっての役割といった基本を正しく理解しましょう。

精油のさまざまな性質　1級 2級

精油は天然素材

　精油は、植物の有効成分を抽出した天然の芳香物質です。しかし、いくら天然のものでも絶対に安全というわけではありません。ルールを守って使用しましょう。

　また、精油のもととなる植物は、学名（p.85 参照）で分類することになっています。

精油は成分が変化する

　揮発性有機化合物の集合体である精油は、時間の経過とともに空気中の酸素と結合して酸化したり、成分同士が結合することで異なる物質に変化したりします。成分の変化が起きると、精油の香りも変わってくるため、保管に注意してできるだけ成分変化を避けましょう。

精油は油脂ではない

　名称に「油」という字が入り、また水に溶けにくいことから誤解されがちですが、精油は油脂ではありません。たとえば、オリーブ油やスイートアーモンド油といった植物油の多くは脂肪酸とグリセリンが結合した油脂に該当しますが、精油は油脂とはまったく異なる物質で構成されています。

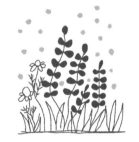
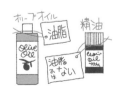

芳香性（ほうこう）

精油ビンを開けると強い香りが広がりますが、このように芳しい香りを放つ性質が「芳香性」です。精油はその種類によってさまざまな成分を含むため、精油ごとに特有の香りが存在します。

揮発性（きはつ）

精油は空気中に放置すると、やがて気体に変化してしまいます。そのため精油ビンのふたを開けた状態にすれば、それだけで香りは広がっていきます。この性質を「揮発性」といい、精油は揮発性のある芳香成分で構成されています。

親油性・脂溶性（しんゆ・しよう）

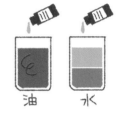

水よりも軽い精油は、水やお湯に落とすとその表面上で薄い膜のように広がっていきますが、植物油などにはよく溶けます。このように、水には溶けにくいけれど、油脂にはよく溶ける性質を「親油性」または「脂溶性」といいます。

油　　水

引火性

気体となって（揮発して）空気と混ざり合った精油は、火や熱に触れると燃え出します。この性質を「引火性」といいます。火を扱うキッチンなどで精油を使用するときには、十分に注意しましょう。

公益社団法人 日本アロマ環境協会（AEAJ）では、精油（エッセンシャルオイル）を以下のように定義しています。

＊植物の花、葉、果皮、果実、心材、根、種子、樹皮、樹脂などから抽出した、天然の素材である。

＊有効成分を高濃度に含有した、揮発性の芳香物質である。

＊各植物によって特有の香りと機能をもち、アロマテラピーの基本となるものである。

---

① 検定試験ガイダンス

② アロマテラピーの基礎レッスン

③ 精油の基本と心身への作用

④ アロマテラピーの歴史をたずねて

⑤ 問題集

精油の本質と役割

植物が作り出す有機化合物

精油は、天然の化学物質が数十から数百種も集まってできた有機化合物です。植物は、光合成によって二酸化炭素と水から酸素と炭水化物を作り（一次代謝）、その過程で発生したエネルギーを利用して、さまざまな有機化合物を生み出します。これが二次代謝であり、精油は植物が生んだ二次代謝産物です。

さまざまな部位から抽出

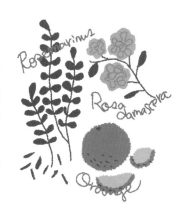

精油は、植物の中の特定の細胞で合成され、その細胞付近に蓄えられます。そのため植物全体に均一に含まれることはなく、たとえばペパーミントなら葉の表面近く、スイートオレンジなら果皮の表面近くというように、蓄えられる場所はさまざまです。つまり、精油を抽出する抽出部位は、植物によって異なります。

植物にとっての役割

植物がもつ芳香物質は、昆虫などの生物や、カビ（真菌）や有害な細菌に対して以下のような効果を発揮します。これは、植物の生命を維持するために必要な役割です。芳香物質にはほかにもたくさんの効果があるといわれています。

名称	意味
誘引（ゆういん）効果	植物が受粉をしたり、種子を遠くまで運ばせたりするために、昆虫などの生物を引き寄せる効果。
忌避（きひ）効果	植物が昆虫などの生物を遠ざけ、摂食されることを防ぐ効果。
抗真菌（こうしんきん）効果・抗菌効果	カビや酵母などの真菌、有害な細菌が、植物に発生・繁殖するのを防ぐ効果。

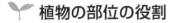 植物の部位の役割

部位	役割と精油の関係
花	・種子を作って子孫を残すため色や香りで虫などを誘う。 ・精油は華やかな香りのものが多い。
果実	・おいしい果肉で鳥などを誘い、種子を遠くまで運んでもらう。 ・さわやかな香りの精油が多い。
葉	・光合成によって、自分に必要な栄養を作ると同時に生物に必要な酸素を作る。 ・すっきりとした香りの精油が多い。
樹脂	・樹皮の傷から流れ出た樹液が固まったもの。樹の傷を修復し、菌から守る。 ・樹脂からとれる精油は、個性的な香りが多い。
幹	・植物を支える背骨の役割。根から枝葉に栄養を運ぶ役割も。 ・心材からとれる精油は森林のような香り。
根	・土の中に張り巡って植物を支え、養分や水分を吸い上げる。 ・根からとれる精油は、土のような深い香りが多い。

ケモタイプ（化学種）とは？

同じ種類の植物から精油を作っても、精油の構成成分が異なるものを「ケモタイプ（化学種)」と呼びます。たとえばローズマリーは、成分にカンファーを多く含む種、シネオールが多い種、ベルベノンが多い種などがあり、それぞれ特有の香りや作用をもっています。すべての植物にケモタイプがあるわけではありません。

> **例：ローズマリーの「ケモタイプ」**
>
> ローズマリー・カンファー
>
> ローズマリー・シネオール
>
> ローズマリー・ベルベノン

精油のもつ作用

香りのイメージと作用

　私たちが精油の香りを嗅いだときに感じる感覚は、ほかの多くの人にも共通することが多いといわれています。たとえば気持ちがリラックスできると感じる香りを嗅ぐと、身体にも鎮静作用が現れたり、気分がスッキリすると感じる香りを嗅げば、身体の機能も活性化したりします。精油の香りのイメージとその作用は、一致している場合が多いようです。

　しかし、精油に含まれる数十から数百もの成分は、複数の人に同じような作用をもたらす一方で、精油を使用する個人や状況によって違う作用をもたらす場合もあります。それもアロマテラピーの奥深いところかもしれません。

心身への作用

作用名	意味
強壮作用	身体を活性化したり、強くしたりする作用。
去痰作用	痰を切り、痰を出しやすくする作用。
消化促進・食欲増進作用	胃腸の働きを活発にして消化を促進したり、食欲を増進させたりする作用。
鎮静作用	神経系の働きを鎮めて、心身の働きをリラックスさせる作用。
鎮痛作用	身体の痛みを和らげる作用。
ホルモン調節作用	ホルモンバランスを調節する作用。
免疫賦活作用	免疫の働きを強めて、活性化する作用。
利尿作用	尿の排泄を促進する作用。

🌱 皮膚への作用

作用名	意味
収れん作用	皮膚をひきしめる作用。
保湿作用	皮膚の潤いを保って、乾燥を防ぐ作用。

🌱 細菌やウイルス、虫などに対する作用

作用名	意味
抗ウイルス作用	ウイルスの増殖を抑える作用。
抗菌作用	細菌の増殖を抑える作用。
抗真菌作用	真菌（カビや酵母など）の増殖を抑える作用。
殺菌作用	主に人体にとって有害な、細菌などの病原体を殺す作用。
虫よけ作用	虫を寄せつけない作用。

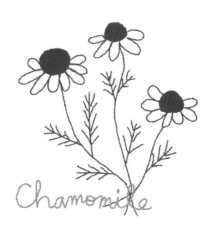

Chamomile

主な精油の製造方法

製造方法の使い分け

精油が抽出される部位は植物によって異なるため、植物に応じた製造方法が選ばれます。同じ植物でも、製造方法で成分が変化するため注意しましょう。

水蒸気蒸留法

水蒸気蒸留法は、蒸留釜に入れた原料の植物を水蒸気で蒸して、精油となる芳香物質を抽出する方法です。植物の芳香物質は、蒸留釜に直接蒸気を吹き込む、もしくは蒸留釜の中で水とともに沸騰させることで揮発します。そして香り成分を含む水蒸気が冷却器の中を通って冷却されるうちに液体となり、水と精油の2層に分離します。

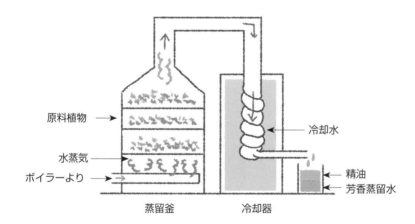

原料植物

水蒸気

ボイラーより

冷却水

精油

芳香蒸留水

蒸留釜　　　冷却器

●特徴

水蒸気蒸留法は、熱と水にさらされることにより、精油本来の香りや成分が損なわれてしまうため、植物によっては適さないものもあります。精油1kgを得るには、ローズの花は3〜5t、ラベンダーの花穂は100〜200kgを必要とします。

なお、精油とともに抽出された「水」は「芳香蒸留水（フラワーウォーター、ハーブウォーター）」と呼ばれます。これには、わずかながらも水溶性の香り成分が溶け込んでいます。化粧水などへの利用が可能です。

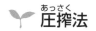

圧搾法

圧搾法は、主にレモン、スイートオレンジなどのかんきつ類の果皮から精油を得る際に使われる方法です。かつては人の手で果皮を圧搾し（強く押しつけて搾り）、精油をスポンジに吸わせて回収しましたが、現在は機械のローラーで圧搾してから遠心法で分離する、低温圧搾（コールドプレス）と呼ばれる方法が用いられています。

●特徴

低温圧搾では熱を加えないため、熱による成分変化がほとんどなく、自然のままの色や香りを得ることができます。しかし、この方法は不純物（原料植物の搾りカスなど）が混入することが多く、また、かんきつ類は変化しやすい成分を多く含むため、他の方法で抽出した精油よりも品質の劣化が早いです。

近年ではかんきつ類の精油の抽出に水蒸気蒸留法を用いることもあります。

その他の精油の製造法

揮発性有機溶剤抽出法

揮発性有機溶剤抽出法は、石油エーテルやヘキサンといった揮発性の有機溶剤を使用します。ローズやジャスミンなどの繊細な花の抽出に適しています。

①まず溶剤釜に原料植物を入れ、有機溶剤によって芳香成分や、天然のワックス成分などを常温で溶かし出します。

②原料植物を取り除いてから、有機溶剤を揮発させると、芳香成分やワックス成分などが含まれた「コンクリート」と呼ばれる半固体状物質が残ります。

③そこへエタノールを加えて、芳香成分とワックス成分などを分離させてからエタノールを除けば、「アブソリュート」と呼ばれるものが得られます。アブソリュートは現在、ほとんどこの方法で抽出されています。

●特徴

繊細な花の香りを得るのに適している方法ですが、アブソリュートには有機溶剤が残る場合があるため、アブソリュートと精油を区別する意見もあります。また、この方法によって、主に植物の樹脂などから芳香成分を抽出したものを

「レジノイド」といい、これは香りを持続させる保留剤にも用いられています。

油脂吸着法

精油抽出技術の発展において歴史的価値のある方法といわれています。精油が油脂になじみやすい性質を利用し、精製した無臭の牛脂（ヘット）や豚脂（ラード）を混ぜたものやオリーブ油に芳香成分を吸着させます。吸着方法には、常温で固形の脂の上に花などを並べる冷浸法（アンフルラージュ）と、60〜70℃の油脂に浸す温浸法（マセレーション）があります。高濃度に芳香成分を吸着した油脂は「ポマード」といい、それにエタノールを加えて芳香成分を取り出したのち、エタノールを除いたものを「アブソリュート」といいます。油脂吸着法は大変手間がかかるため、現在のアブソリュートはほとんどが揮発性有機溶剤抽出法で得られています。

●特徴

ローズやジャスミンなど花の香りを得るために使われていました。

超臨界流体抽出法

主に二酸化炭素などの液化ガスを溶剤として用いる、1970年頃から始まった抽出法です。

①二酸化炭素に熱と圧力をかけ、気体と液体の中間である流体（超臨界状態）にします。

②植物を入れた抽出器に流体を流すと芳香植物に浸潤し香り成分を効率的に取り出します。

③流体の圧力を戻すと、二酸化炭素は気化して香り成分が残ります。

●特徴

低温処理するため、原料植物そのものに近い香りを得られますが、装置が高価なため、一般的ではありません。

アロマ環境と AEAJ

アロマ環境について

外気に触れ、四季折々の自然の香りに触れたり、室内で精油の香りを楽しんだりすることで心豊かになり、心地よさを感じられます。このような「自然の香りのある豊かな環境」を AEAJ では「アロマ環境」と呼んでいます。これは「アロマ（芳香）」と「環境」を組み合わせた造語。アロマは心地よさだけではなく、植物の香りを利用した自然療法としても古くから人間の生活に密着しています。

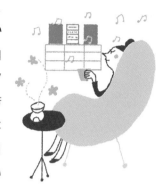

アロマ環境を守る

アロマ環境を作る自然植物は、地球という環境で誕生し、さまざまな生物や地球環境とかかわりながら、今のかたちに進化しました。しかし、現在の地球環境にはいくつもの問題が起きています。精油という植物の恵みを遠い将来まで享受するためにも、これらの問題を理解し、身近にとらえることが必要です。それが地球環境、ひいてはアロマ環境を守ることにつながるでしょう。

AEAJ の取り組み

AEAJ では、アロマテラピーを通じて人々の心身の健康に寄与するため、普及や研究を進め、正しい知識と技能をもった人材育成を行っています。そのほかにもアロマテラピーの基本となる精油の生産や品質維持のためには、自然環境、とくに植物との共存を図ることは必要不可欠。そのため、自然環境の保全・創出に向けた取り組みや人材育成も行っています。主な事業内容としては、安全なアロマテラピーを実践できる人材の育成（各種資格認定制度、認定スクール制度）や、アロマサイエンス研究所による学術調査研究、「アロマ環境」の保全・創出に向けた環境カオリスタや香育の活動などがあります。

精油と自然の関係

精油は植物の恵み

アロマテラピーの基本となる精油は、植物から得られ、植物からの大切な恵みともいえるものです。その植物が健やかに育つためには土壌、大気、水や、ともに暮らす生き物など、すべての自然環境がかかわっています。原料植物と精油だけに目を向けるのではなく、広く地球の自然環境全体に目を向けることが必要となります。

昨今は地球温暖化が深刻化し異常気象も多発していて、自然環境への大きな影響を及ぼしています。

また、原料植物の宝庫であるアフリカや中東地域でも、人口増加や紛争などにより自然破壊が進み、高価な植物の乱獲などによる環境への影響も懸念されています。アロマテラピーを通して地球全体の自然、環境の現状を知り対策を考えてみることも必要でしょう。

精油の原産地と環境問題

IUCN（国際自然保護連合）では、絶滅の恐れがある動植物を絶滅危惧種として「レッドリスト」に指定しています。ワシントン条約会議で、レッドリストに指定された種は、国際取引が制限、禁止されています。

精油の原料植物となるもののなかにも、高価な香木、建材、家具、仏具、楽器の材料として大量に伐採され、絶滅の危機に瀕しているものもあります。樹を切り倒さなくても、樹脂を得るために樹皮に傷をつけることで樹木が弱ることもあるのです。

たとえば、サンダルウッドは日本でも白檀の名前で古くから、お香や仏具の材料として使われてきました。とくにインドのマイソール産のものが高級品とされ、世界中で宗教儀式に利用されてきましたが、現在はインドの国家機関が管理し、保護にあたっています。樹木は成長に時間がかかるものが多く、中には50〜100年を必要とするものもあり、レッドリスト対象外の植物でも各国が伐採・輸出を規制し、プランテーション化をはかるなど計画的な保護が進

められています。

アロマ環境と香育

地球の自然環境をよくする、というととても大変ですし、すぐに結果が目に見えるわけではないのでつい敬遠しがちです。しかし、一人ひとりが実践する小さなことでも環境改善につながっています。ものを大切にする、無駄をはぶくなど日常の心がけや、身近に花や草木に親しむこと、さらに精油の原料植物への理解を深め、世界の現状に目を向けることも自然を思いやる第一歩となります。

また植物を守るために使用を控えるという発想だけではなく、たとえば希少な精油の代わりに似た香りの精油を選ぶ、幹や大きな枝を伐採せずに枝葉から精油を抽出するという方法もあります。また計画的に植樹・管理された農園の植物や代替植物の製品を使うことで現地の経済が潤い、結果的に希少植物を守ることにもつながります。

また AEAJ ではアロマ環境への取り組みの一つとして「香育」を行っています。香育とは、五感の一つ「嗅覚」に意識を向け、豊かな感性や柔軟な発想力を育み、人と自然のかかわりを伝えるための、子どもたちに向けた体験教育です。

環境への取り組み

AEAJ では、アロマテラピーの普及・啓発を目的としていますが、その基本である精油の生産や品質維持のためには自然環境、とくに植物との共存が必要不可欠と考え、その実践のためにさまざまな事業を行っています。自然やその香りに親しみながら自然と地球環境を大切にする「環境カオリスタ検定」を実施したり「香り」を「まちづくり」に取り込んだ快適な空間づくりを支援する「みどり香るまちづくり」企画コンテスト（環境省主催）を共催したり、精油を使ったフレグランスを、テーマに合わせて募集する「AEAJ イメージフレグランスコンテスト」を行ったりしています。

1 検定試験ガイダンス

2 アロマテラピーの基礎レッスン

3 精油の基本と心身への作用

4 アロマテラピーの歴史をたずねて

5 問題集

② 精油が心身へ作用する メカニズム

ここがポイント！

＊精油が私たちの心身に作用するには、2つの経路がある。

　精油は、どのような経路をたどって私たちの心や身体に作用するのでしょう。その仕組み（メカニズム）を学ぶことで、より安全にアロマテラピーを利用することができます。

　精油成分が人の心や身体に伝わるルートは、①嗅覚器から脳へ伝わる経路と、②皮膚などから身体に伝わる経路の、大きく2つに分けられます。それぞれの経路の違いや、伝達の仕組みを理解しましょう。

脳への3つの経路

🌱 精油成分は3つの経路をたどって脳へ

　嗅皮質から脳の各部へにおい物質が伝わる経路は主に、①扁桃体から視床下部へと伝わる経路、②前頭葉に伝わる経路、そして③海馬につながる経路の3つです。鼻から入ったにおい物質は各部を通じ、心や身体に伝わります。

🌱 嗅覚器から脳に伝わる仕組み

　鼻（嗅覚器）から吸い込まれたにおい物質は、まず鼻の穴の上部にある嗅上皮という皮膚に達します。嗅上皮には嗅細胞という数ミクロン程度の細胞が複数あり、そこからは嗅繊毛（嗅毛）という繊毛が伸びています。精油成分（香りの化学分子）は、嗅毛の表面にある嗅覚受容体と結合します。すると、嗅細胞（嗅神経細胞）は、においの情報を電気信号に変換します。こうして発生した香りの情報は、脳の一部分である嗅球で整理されてから、嗅皮質へ送られます。なお、嗅覚受容体には個人差があります。また、体調や生理状態、経験値、好き嫌いなどで、同じ香りでも感じ方が異なります。

●嗅覚器から脳に伝わる仕組み

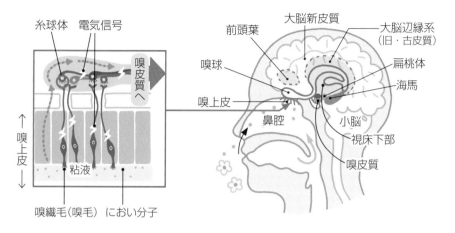

糸球体　電気信号

嗅皮質へ

↑嗅上皮↓

粘液

嗅繊毛（嗅毛）　におい分子

前頭葉

大脳新皮質

大脳辺縁系（旧・古皮質）

嗅球

扁桃体

海馬

嗅上皮

鼻腔

小脳

視床下部

嗅皮質

●においの伝達経路

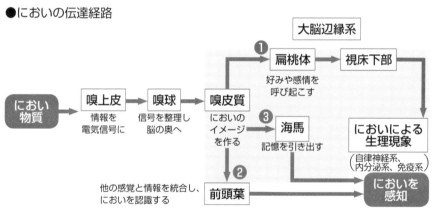

大脳辺縁系

❶ 扁桃体 → 視床下部

好みや感情を呼び起こす

におい物質 → 嗅上皮 → 嗅球 → 嗅皮質

嗅上皮：情報を電気信号に

嗅球：信号を整理し脳の奥へ

嗅皮質：においのイメージを作る

❸ 海馬

記憶を引き出す

においによる生理現象

（自律神経系、内分泌系、免疫系）

❷ 前頭葉

他の感覚と情報を統合し、においを認識する

においを感知

🌱 脳の仕組みと働き

　脳における、身体の基本的な機能を司る領域を大脳辺縁系といいます。そのなかでも、自律神経の働きを調節し、体温調節や内臓、内分泌系の働きにもかかわる視床下部は、特に香りの情報がもたらす影響を受け、体内の環境を一定に保ち続けようとする「ホメオスタシス」に大きくかかわります。心地よい香りが伝わると、視床下部の機能が整い、私たちのホメオスタシス（恒常性）の維持に役立ちます。なお、香りが届く脳の部位は、まだすべてはわかっていないようです。大脳辺縁系には、ほかにも海馬や扁桃体といった部位があります。海馬は記憶を貯蔵し、その処理にかかわる記憶の中枢であり、扁桃体は外部の

刺激によって快・不快、恐怖などの情動反応を起こす部位です。このように、大脳辺縁系は感情や本能的欲求などの情動にかかわることから、「情動脳」とも呼ばれます。

　嗅覚器官から大脳辺縁系までには、仲介する神経が少なく距離も短いため、嗅覚からの情報がいち早く伝わり、感情や記憶に働きます。

皮膚から身体への伝達経路

🌱 皮膚から身体へ

　皮膚の表皮は、細菌などの異物の侵入を防ぐバリア機能をもっていますが、親油性（しんゆ）で、かつ分子の構造が小さい精油成分は、そのバリアを通り抜けて皮膚に浸透していきます。植物油などで希釈したトリートメントオイルなどで皮膚に塗布された精油成分は、浸透後、皮膚内で皮膚の保湿成分を補ったり、皮膚をひきしめたりします。

🌱 皮膚の仕組み

　皮膚は外側から順に、表皮、真皮、皮下組織の三層からなります。表皮をおおう角質層や皮脂膜は、水分をとどめ、潤いを保つ機能をもつと同時に、異物や外的刺激から肌を守る「バリア機能」も備えています。角質層の中では角質細胞を天然保湿因子（NMF）と細胞間脂質が支えていますが、この二つが水分を保つ役割を果たしています。真皮は肌の本体とも言える部分で、コラーゲンやエラスチンといった繊維群と、アミノ酸と糖の化合物であり細胞同士をつなぎとめる働きのあるヒアルロン酸が含まれます。ヒアルロン酸は保水性（すく）にも優れており、これらを線維芽細胞が作り出しています。また真皮にある毛細血管は表皮に栄養を届ける働きもしています。

　紫外線、加齢などによる線維芽細胞の衰

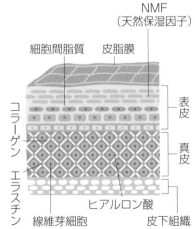

えが、しわやくすみの原因になるといわれています。精油には、肌表面の抗炎症、制菌、線維芽細胞へのヒアルロン酸やコラーゲン産生促進作用、ニキビの炎症抑制作用などさまざまな肌への作用があり、美肌への研究がなされています。

睡眠と疲労回復　**1級**

自律神経

　疲労を回復させるには、良質な睡眠をとることが大切です。良質な睡眠は、自律神経のバランスがポイントとなります。脳や身体が活発に動いているときには交感神経が、リラックスしているときには副交感神経が優位になっています。この二つの神経が一日の中でバランスよく働いていると睡眠の質が向上しますが、ストレスなどで交感神経の活動が過剰になると、よい眠りがとれなくなります。精油を活用して、リラックスできる時間を作りましょう。

睡眠と生活習慣

　良質な睡眠のためには、室内環境を整えることも大切です。よりスムーズに入眠するため、眠りをさまたげるものを排除します。強い光が直接目に入らないよう、間接照明などの、ほのかな明かりを使用するのもよいでしょう。室温は、夏は 25 〜 28℃、冬は 18 〜 23℃に設定し、湿度は 50 〜 60%程度が安眠できる状態です。寝室に芳香をかすかに香らせるのも効果的です。

　また、入浴で心身の疲れや緊張をほぐすことも有効です。38 〜 40℃くらいの熱すぎないお湯に 20 分ほど浸かって身体の深部の温度（深部体温）を上げます。その温度が少しずつ下がる過程で心地よい睡眠に導かれます。お湯に精油を入れるとリラックス効果が高まり、副交感神経に働きかけて良質な眠りを得られるためおすすめです。お風呂から上がってすぐの、深部体温が高いときに寝ようとすることは、寝つきが悪くなるため避けましょう。

●おすすめアロマ活用法

▶リードディフューザー………………………………………　精油の例：スイートオレンジ　3 滴
(作り方は p.56 参照)　　　　　　　　　　　　　　　　　　　　　　ゼラニウム　　　　　2 滴

▶アロマバス………………………………………………………　精油の例：ラベンダー　　　　　3 滴
(作り方は p.58 参照)　　　　　　　　　　　　　　　　　　　　　　サンダルウッド　　　2 滴

①
検定試験
ガイダンス

②
アロマテラピー
の基礎レッスン

③
精油の基本と
心身への作用

④
アロマテラピー
の歴史を
たずねて

⑤
問題集

スキンケアと精油

🌱 スキンケアに精油を活用する

精油は昔からたくさんの種類がスキンケアに利用されてきました。とくに中世ヨーロッパでは修道院内の薬草園で研究が進められ、多くの薬草療法が生まれました。現代でも、イタリアの修道院などを起源とする自然派化粧品が数多く存在します。

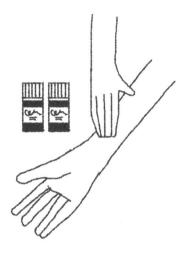

たとえば、肌荒れにはジャーマンカモミールが、エイジングケアにはフランキンセンスが古くから使われてきました。ローズやネロリなどの芳香蒸留水はそのままローションとして使われ、ほかにさまざまな精油が自然派化粧品に配合されています。ローズの香りを嗅ぐことで肌のバリア機能の低下を防ぎ、潤いがアップするという報告もあります。精油の持つチカラは現代でも引き続き研究され、美容業界での注目が続いています。

●若返りのローズマリー水●

14世紀のハンガリーでは、ローズマリー水「ハンガリアン・ウォーター」に若返りの効果があるとされていました。「ハンガリアン・ウォーター」を献上された王妃は、なんと70代でポーランドの王子にプロポーズされたと伝えられ、「若返りの水」として有名になりました。

ストレス

 ## ホメオスタシスとは

　人間の身体は、健康な状態では、自律神経系、内分泌系、免疫系がうまくかかわり合いながら、体内の環境を一定の範囲内で維持する機能を備えています。これを「ホメオスタシス（恒常性）」といいます。外部からの刺激や環境の変化にも対応して体内環境を維持するわけです。しかし、過剰なストレスがかかると、そのバランスの維持が難しくなり、身体のさまざまな不調として現れてきます。

　ホメオスタシスの維持に必要なのが、栄養・運動・休息をバランスよくとることです。また、アロマテラピーによって脳の視床下部に働きかけ、心身のバランスを整えることも有効です。

精油でリラックス

　気持ちが落ち込んだり、何かに怒りを感じたり、そのような負の感情をそのままにしておくとストレスがたまります。上で述べたようにストレスがかかるとさまざまな不調が現れてしまいます。上手に気分転換する方法を自分なりに見つけておきましょう。

　香りの活用も有効な一つの手段です。香りは脳にダイレクトに作用し、すばやく気分転換できます。慣れない場所で緊張する場面や、嫌なことがあったとき、緊張や不安を感じたとき、無気力に襲われたときに、心地よいと感じられる香りを嗅ぐことで緊張をほぐして落ち着くことができます。香りを利用してストレスを上手にコントロールしてみましょう。

●おすすめアロマ活用法
携帯できて、いつでも気軽に使えるアロマロールオン。外出時の緊張にも一塗りでリラックス。

▶精油の例⋯⋯⋯⋯⋯⋯⋯⋯⋯⋯⋯⋯⋯⋯⋯⋯⋯⋯⋯⋯　ジュニパーベリー　2滴
（作り方はトリートメント法〈p.61〉参照）　　　　　　フランキンセンス　2滴
　　　　　　　　　　　　　　　　　　　　　　　　ベチバー　　　　　1滴

女性ホルモン

🌱 ホルモンバランス

　女性の生涯に影響するホルモンは二つあり、その分泌量は生涯の中で大きく変化します。エストロゲン（卵胞ホルモン）は、骨を丈夫に保つ、血中コレステロールの増加を抑える、皮膚や粘膜の乾燥を予防するなどの働きがあり、プロゲステロン（黄体ホルモン）は妊娠するために欠かせないホルモンです。この二つがバランスをとることで女性らしい容姿と心身の健康を維持するのですが、年齢に応じてその分泌量が変化します。とくにエストロゲンは１０歳くらいから増え始め、初潮を迎え、２０〜３０代でピークとなり、４０代後半の閉経前後に低下します。この変化により健康を維持するためのさまざまな働きが低下し、更年期障害も起きてきます。

　また現代では、過剰なダイエットによる栄養不足、出産数減少による月経回数の増加、睡眠不足などによりホルモンバランスが乱れがちに。年代に関係なく女性特有の不調やトラブルを抱える人も増えています。

🌱 精油と女性ホルモンのかかわり

　精油の香りは、脳の視床下部に直接作用し、内分泌系に影響を与えるのでホルモンバランスを整えることが期待されます。最近では、女性特有の不調やトラブルにアロマテラピーを役立てる研究も進んでいます。たとえば月経痛に対し、精油を用いたトリートメントを行うと症状の改善が見られたという報告があります。また、感情を司る大脳辺縁系に香りの信号が届くとホルモンバランスの乱れによるイライラや不安感を抑えてくれるともいわれます。

●おすすめアロマ活用法
▶アロマボディオイル‥‥‥‥‥‥‥‥‥‥‥‥‥‥‥‥　精油の例：ゼラニウム　　　　２滴
（作り方は p.74 参照）　　　　　　　　　　　　　　　　　　　　　　ラベンダー　　　　１滴

▶アロマバーム‥‥‥‥‥‥‥‥‥‥‥‥‥‥‥‥‥‥　精油の例：ローズオットー　　２滴
（作り方はクリーム〈p.75〉参照）　　　　　　　　　　　　　　　　クラリセージ　　　１滴

Check Test

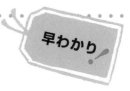

精油の基本や、精油のプロフィールを理解する、
穴埋め問題に挑戦しましょう。

Q1　空欄に適切な言葉を記述し、文章を完成させなさい。

精油には、（①　　　　　）性、（②　　　　　）性、（③　　　　　）性、
（④　　　　　）性と、油脂ではなく（⑤　　　　　）化合物であるという特性が
ある。

Q2　空欄に適切な言葉を記述し、文章を完成させなさい。

(1)水蒸気蒸留法では、製造時に（①　　　　　）の（②　　　　　）蒸留水が得られる。

(2)圧搾法は、（①　　　　）類から精油を得るときに使用され、
低温圧搾法（②　　　　　　　　）という方法で精油を得る。他の製造方法
で製造された精油に比べ、圧搾法では、精油自体の（③　　　　）が早い。

Answer
解答

Q1　①芳香　②揮発　③親油（脂溶）　④引火　⑤有機
（※①②③④の解答は順不同）
Q2　(1)①水溶性　②芳香
(2)①かんきつ　②コールドプレス　③劣化（変化）

Check Test

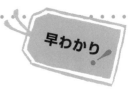

1級試験を受験される方は、精油が心身に作用する経路や、
30種の精油のプロフィールも覚えましょう。

1級

Q1 精油の身体への経路について、空欄に適切な言葉を記述し、文章を完成させなさい。

(1)精油には、（①　　　　）に浸透する経路と、嗅覚器から（②　　　　）へ伝わる経路がある。

(2)嗅皮質から脳の各部に伝わる経路は3つあり、好きや嫌いなどの感情を刺激する（①　　　　）から（②　　　　）へ伝わるルート、香りのイメージが作られ、においを認識する（③　　　　）へ伝わるルート、記憶が引きだされる（④　　　）へ伝わるルートがある。

(3)精油は（①　　　　）性で分子が小さいため、皮膚に浸透する。

Q2 大脳辺縁系について、空欄に適切な言葉を記述し、文章を完成させなさい。

大脳辺縁系は身体の基本的な機能を司る領域であり、体験や学習によって得た記憶を司る（①　　　　）と、感情や欲求などの（②　　　　）を司る（③　　　　）などの部位が含まれ、（②　　　　）脳とも呼ばれる。

Answer
解答

Q1　(1)①皮膚　②脳
　　(2)①扁桃体　②視床下部　③前頭葉　④海馬
　　(3)①親油（脂溶）
Q2　①海馬　②情動　③扁桃体

アロマテラピーの歴史をたずねて

It looks for the history of Aromatherapy

アロマテラピーという言葉が誕生し、
その概念が確立して普及するまでの
芳香植物や精油の歴史を学びます。
また、植物を生活に取り入れ始めた
古代から、香料産業が発展する近代までの
人間と植物の関係もたどりましょう。

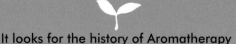
アロマテラピーの確立

① 検定試験ガイダンス

② アロマテラピーの基礎レッスン

③ 精油の心身への基本と作用と

④ アロマテラピーの歴史をたずねて

⑤ 問題集

アロマテラピーの登場と広がり

「アロマテラピー」という言葉の誕生

アロマテラピーという言葉は、フランスの化学者ルネ・モーリス・ガットフォセ（1881〜1950）が作った造語です（p.52 参照）。彼は化学実験中に負ったやけどをラベンダー精油で治療した経験から精油を医療分野に利用する研究に没頭し、その研究の成果を著書『Aromathérapie』（1937 年）にまとめました。

実践されるアロマテラピー

1942 年、第二次世界大戦に従軍したフランスの軍医ジャン・バルネ（1920〜1995）は、次のインドシナ戦争の際、精油から作った薬剤を使って負傷者の治療を行いました。その成果をまとめているのが『AROMATHERAPIE（植物＝芳香療法）』（1964 年）です。精油が薬剤として「役に立つこと」や、その理論は非科学的ではなく、「科学的領域にとどまること」に重きを置きながら、彼は同業の医師や薬剤師へのアロマテラピー啓発に尽力しました。フランスではこのように、精油を薬剤として使用する研究が中心的に行われ、それが現在のフランス式アロマテラピーの特徴となっています。

新しいアロマテラピー

1960 年代のフランスで活躍したマルグリット・モーリー（1895〜1968）は、精油を心身の美容と健康のために使用するという、新しい理論をアロマテラピーにもたらします。彼女はインドや中国、チベットの伝統医学や哲学を研究し、トリートメントオイルでマッサージをする方法を編み出しました。

しかし、その方法論は肉体と精神のアンバランスを正常にするものであり、精油の薬理作用を重視して内服（薬としての飲用）を中心とするフランスのアロマテラピーとは対照的なものでした。

彼女が研究成果をまとめた『Le capital 'Jeunesse' (最も大切なもの…若さ)』(1961年)は、イギリスのアロマテラピー界に大きな影響をもたらしました。イギリスのアロマセラピストたちは、彼女の研究を実践・展開していきました。これが、のちにホリスティック・アロマテラピーと呼ばれるものです。

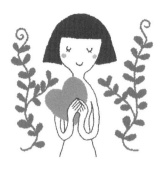

ノーベル賞を受賞した「におい」の研究

2004年には、アメリカのリチャード・アクセル博士(コロンビア大学)とリンダ・バック博士(フレッド・ハッチンソン・がん研究センター)が、「嗅覚システムの組織とにおいの受容体※」の研究でノーベル医学生理学賞を受賞しました。この研究は、人間がどうやって「におい」を識別し、記憶するのかを解き明かしたものです。同時に、嗅細胞の中にある、においの受容体を形成する遺伝子の数が、すべての遺伝子数の約3%に該当することも発見されました。

※ odorant receptors and the organization of the olfactory system

日本におけるアロマテラピー研究

日本では、東邦大学名誉教授であった鳥居鎮夫(1924～2012)による、香りの心理効果の研究が有名です。彼は「随伴性陰性変動(CNV)」という特殊な脳波を使って、ジャスミンやラベンダーの興奮・鎮静作用を実証しました。1986年に、その実験結果をイギリスのシンポジウムで発表した彼は、日本における学術的なアロマテラピー研究の先駆者として高く評価されています。

●日本特有の「和精油」●

日本発の精油として、「ヒノキ」「ハッカ」「ヒバ」「クロモジ」「ユズ」「ショウガ」などから作られる「和精油」が、国内外で注目を集めています。日々の生活にゆかりのある植物や、日本に古くから自生している植物から作られる和精油は、今後ますます広がりを見せていきそうです。

右端のタブ:
1 検定試験ガイダンス
2 アロマテラピーの基礎レッスン
3 精油の心身への基本作用と
4 アロマテラピーの歴史をたずねて
5 問題集

🌱 日本におけるアロマテラピーの普及

日本においてアロマテラピーが普及する先駆けとなったのは、ロバート・ティスランドの『アロマテラピー〈芳香療法〉の理論と実際（The Art of Aromatherapy)』（1985年）の訳書の出版でした。1990年代に入ると、アロマテラピーの専門誌が創刊され、マスメディアもアロマテラピーを紹介し始めます。バブル経済の崩壊や、阪神淡路大震災などが重なったこの時期は、人々が「癒やし」に関心を寄せ始めたため、アロマテラピーが急速に広まりました。しかし、その一方で、専門家たちからは「日本人に向けた精油の安全な使い方や、活用法の基準が必要」とする声が上がります。

🌱 「日本アロマテラピー協会」の発足

こうした状況において、1996年4月に設立されたのが中立の非営利団体（任意団体）である「日本アロマテラピー協会（AAJ）」です。AAJはアロマテラピーの健全な発展と、普及・啓発を図ることを目的としていました。アロマテラピー検定の資格制度を設けるなど、多くの活動に取り組んだAAJは、2005年に社団法人、2012年に「公益社団法人 日本アロマ環境協会（AEAJ*）」と体制を変えた後も、その事業を継承しています。現在は、アロマテラピーの普及を図る日本で唯一の公益社団法人として、自然の香りのある豊かな環境（アロマ環境）を作る活動も積極的に展開しています。

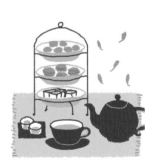

※ Aroma Environment Association of Japanの略称。

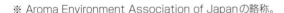

● AEAJ の沿革 ●

＊ 1996年：「日本アロマテラピー協会（AAJ）」設立

＊ 2005年：「社団法人 日本アロマ環境協会（AEAJ）」設立

＊ 2012年：「公益社団法人 日本アロマ環境協会（AEAJ）」設立

① 古代 アロマテラピーの成り立ち

　古代より植物は医学や薬学と密接に関係し、また、その香りは人々を楽しませました。世界各地の古代の文明から、アロマテラピーの成り立ちを学びましょう。

古代エジプトの薫香とミイラ作り

　古代エジプトにおける「香り」は、宗教儀式のためのものでした。神殿では芳しい煙（香煙）が焚かれ、乳香や没薬などの樹脂が薫香として使われました。香料や香水を表す「perfume」という言葉も、実はラテン語の「per（通して）」・「fumum（煙）」が語源です。なお、乳香や没薬は黄金などと同様にエジプトでは産出されず、周辺諸国との交易から得る貴重なもので、特に、焚香料の「キフィ」は上等とされました。植物やその香料は、死後の魂が現世に戻った際に入る、ミイラの製造の際に、遺体の内臓を清めるためや、殺菌・防腐のため、内臓を取り出した遺体の詰め物に用いました。ミイラの語源は没薬（ミルラ）から来ているという説もあります。

古代インドの伝統療法

　約3,000年以上昔の古代インドでは、現在もインドやスリランカを中心に続くアーユルヴェーダという伝統療法が誕生したようです。これは医学だけでなく、自然観や宇宙観を含んだ哲学でもあります。また、その具体的な生活法も示されます。なお、名称は「Ayus（生命）」と「Veda（知識）」の複合語です。

古代ギリシャ人と植物の香り

　医学や哲学が誕生した古代ギリシャでは、植物が治療に使われ、植物の香りは燻蒸（芳香植物を火で焚き、その煙でいぶす治療法）に用いられました。また、詩人たちが残した詩からわかるように、古代ギリシャ人はとても香りを好みました。恋人たちは香りがよい花を贈り合い、神々も香りを愛でました。

❶ 検定試験ガイダンス

❷ アロマテラピーの基礎レッスン

❸ 精油の基本作用と心身への

❹ アロマテラピーの歴史をたずねて

❺ 問題集

🌱 ヒポクラテス

　古代ギリシャの医学者であるヒポクラテス（BC460〜BC375頃）は、現代に通じる科学的な医学の基礎を築いたことから、「医学の父」と呼ばれています。彼は病気を科学的にとらえ、神官らが行っていた呪術的手法と医療を切り離しました。彼の考えは、『ヒポクラテス全集』によって知ることができます。また、彼の治療薬には芳香植物が含まれ、治療法の一種として燻蒸^{くんじょう}（p.119参照）も行っていました。

🌱 テオフラストス

　古代ギリシャの哲学者であるテオフラストス（BC373〜BC287頃）は、植物を科学的に分類したことから「植物学の祖」と呼ばれます。著書『植物誌』には500種以上の植物が記載され、香料として使われた植物と、香料の調合や製造・使用方法も記されています。当時の中心的な香料は、芳香植物をすりつぶして粉末状にしたり、オリーブ油やワインなどに浸けて香りを移したりしたものなどでした。

古代ローマ人と公衆浴場 【1級】

　古代ローマの各都市には、テルマエ（Thermae）という公衆浴場が建設されます。ここでマッサージや垢すり^{あか}を行う際は、香りのある油（香油）を塗りました。また、プールやサウナ、球技場や図書館が併設されるなど、テルマエは社交の場でもありました。

　古代ギリシャ人と同様に、香りを愛した古代ローマ人は、香りを儀式や宴会などにも使用しています。なかでもローズの香りへの傾倒は熱狂的で、香油を身体に塗ったり、ローズの酒を飲んだり、香りを移した水を噴水にしたりしました。

🌱 ディオスコリデス

　古代ギリシャで生まれた医学や薬学は、古代ローマにおいてさらに発展を遂げます。ギリシャ人医学者で、皇帝ネロの軍医だったディオスコリデス（40〜90頃）は、遠征中の観察から得た知識を『マテリア・メディカ（薬物誌）』にまとめました。

約600種の植物が記載され、生育地や薬としての効能、調合法などが記されたこの書籍は、千数百年後まで重要な植物薬学の古典として受け継がれました。512年頃の作とされる、「ウィーン写本」が最古の写本として有名です。これには約400枚の植物彩画も添えられていました。

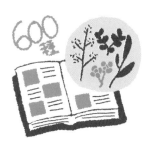

プリニウス

古代ローマの博物学者であるプリニウス（23～79頃）は、当時の自然に関する知識や情報の集大成とされる『博物誌』（77年）を著しました。これは全37巻にも及び、植物や植物薬剤に関しても広範囲で触れています。

ガレノス

ヒポクラテス医学を基礎に、体系的学問としての医学を築いたのがギリシャ人医学者ガレノス（129～199頃）です。彼の偉大さはヒポクラテスに次ぐとされ、ヨーロッパでは医学の権威として17世紀まで崇められました。彼はのちに、アラビア医学へも影響を与えます。コールドクリームなど、植物や自然の素材を使用した「ガレノス製剤」の処方は、現在まで継承されています。

古代中国の薬草学書

中国では薬物について記した本を「本草書」といいますが、漢の時代（2～3世紀）にまとめられた最古の本草書が『神農本草経』です。これはディオスコリデスの『マテリア・メディカ（薬物誌）』とも並び称されます。5世紀末には陶弘景（456～536）が再編纂し、730種の薬石を記した『神農本草経集注』として今日に伝えています。なお、「神農」は農耕と医療知識を人々に広めた中国神話の農業神です。

古代日本と香木の伝来

日本での、香りに関する最古の記述は歴史書の『日本書紀』にあります。推古天皇3（595）年、淡路島に沈水という香木が漂着したというその逸話は、聖徳太子の伝記である『聖徳太子伝暦』や歴史物語の『水鏡』にも見られます。

① 検定試験ガイダンス

② アロマテラピーの基礎レッスン

③ 精油の基本と心身への作用

④ アロマテラピーの歴史をたずねて

⑤ 問題集

② 中世 植物療法の発展

　中世には、十字軍の遠征などから東西世界の交流が進み、アラビア医学や精油の蒸留法、各地の薬草やハーブなどがヨーロッパに伝わりました。そして植物療法を中心とした医学が体系化され、近現代医学の基礎が作られていきます。

中世アラビア・イスラム世界の医学

　西ローマ帝国の崩壊以降、文化や科学の中心となったイスラム帝国では、古代ギリシャの医学を基礎として、エジプトを含む中近東や、中国、インドなど周辺諸国の医学的知識を統合したユナニ医学が発展します。「ユナニ」は、アラビア語でギリシャという意味です。古代ギリシャのヒポクラテスや、ガレノスの著書も翻訳されました。8 ～ 12 世紀にかけては、アルコールの発明やアラビア式の精油蒸留法の確立などもあり、アラビア医学・化学が隆盛します。

🌱 イブン・シーナー

　イスラム世界で活躍した医師のイブン・シーナー（980 ～ 1037 頃）は、哲学者でもあると同時に、天文学や数学、文学など幅広い分野の学問に精通した知識人でした。彼は治療の際に、ローズウォーターなどの芳香蒸留水（ほうこうじょうりゅうすい）を使用しています。また、著書の『医学典範（いがくてんぱん）（カノン）』は、ヨーロッパの医科大学の教科書として、17 世紀頃まで用いられたといいます。

中世ヨーロッパの医学

　キリスト教を中心とした中世ヨーロッパ社会では、修道院の修道士たちによって医学の知識が伝えられ、発展しました。この医学を「僧院医学（修道院医学）」といいます。修道院内では、治療に用いる薬草も栽培されていました。

　また、十字軍の遠征に伴う都市や道路の発達で、ヨーロッパにイスラム世界の知識や学問が伝えられました。イブン・シーナーの『医学典範（カノン）』

をはじめ、ヒポクラテスやガレノスの知識を伝えるアラビア語の書籍も次々とラテン語に翻訳されます。さらに、蒸留技術などから香りの文化も大きな影響を受けました。こうした背景のもと、イタリアのサレルノやフランスのモンペリエでは医学校が開設され、のちに医科大学へと発展していきます。

●十字軍の遠征●

1096年、3大宗教（キリスト教・イスラム教・ユダヤ教）の聖地であるエルサレムが、イスラム教徒によって占領されました。聖地回復のため、ローマ教皇が召集したのが十字軍です。約200年間の遠征は、軍事的には失敗に終わったものの、東西世界の交流を盛んにしました。

中世ドイツの修道女ヒルデガルト（1098〜1179）は、治療用のハーブの活用法を著書にまとめています。彼女が述べた薬草の採集・保存法などは現代でも通用するものであり、ドイツ植物学の基礎を築いたとされています。なお、彼女はラベンダーの効能を最初に紹介した人物ともいわれています。14世紀頃には、「若返りの水」として「ハンガリアン・ウォーター（p.110参照）」が話題になりました。

中世ヨーロッパとペストの流行

中世以降のヨーロッパでは、ペスト（黒死病）が流行しました。ヨーロッパ社会を揺るがしたこの病の対策として、街頭ではハーブやスパイス、樹脂や樹木などによる燻蒸（くんじょう）（p.119参照）が行われ、また、人々は魔よけのために、クローブという香辛料などを詰めたポマンダーを身につけたりしました。また、全身にハーブビネガー（ハーブを酢に漬けたもの）を塗り、ペストにかからなかったとされる泥棒たちのレシピ「盗賊のビネガー」が流行しました。

日本の貴族とお香

日本（平安時代）では、貴族たちの中でさまざまな香料を練り合わせた薫物（たきもの）と呼ばれるお香を焚くことや（空薫物（そらだきもの）、衣服や寝具に香を焚く「薫衣（くぬえ）」、香薬を調合してその優劣を比べる「薫物合（たきものあわせ）」などの「お香」が親しまれました。その様子は、『源氏物語』の「梅枝の帖（うめがえ・ちょう）」などからうかがい知ることができます。

③ 近世〜近代 香料産業と近代科学の発展

　近世は印刷技術の発明によって書物が普及し、薬草学も一層発展を遂げます。また、大航海時代には、香辛料が主要な交易品として注目されました。近代ヨーロッパの王侯貴族たちの間では香料が流行し、香料産業も発展しました。

近世ヨーロッパの文化運動と大航海時代

　14世紀のイタリアから、ヨーロッパ各地に広まったルネサンスは、古代ギリシャ・ローマの古典文化復興を目指す文化運動です。ルネサンスとは「再生」や「復興」を意味します。ヨーロッパでは、ルネサンス芸術が花開くとともに香料が注目されました。また、中国伝来の火薬や羅針盤、活版印刷を改良・実用化する中で印刷技術が発展し、薬用植物の書物が盛んに出版されました。

　羅針盤の登場によって遠洋航海が可能になると、新たな領土獲得を目的とした大航海時代が始まります。その航海には、当時の食生活に不可欠だった、香辛料（スパイス）の交易ルートを開拓するという目的もありました。15世紀の地中海における交易はオスマン帝国に支配され、香辛料にも高い関税がかけられたのです。こうしてアメリカ・アフリカ大陸への海外進出が進み、カカオやバニラ、チリなどの新植物がヨーロッパにもたらされました。

近世イギリスのハーバリストたち

　薬用植物の書物の普及から、主にイギリスでハーバリストと呼ばれる薬草学の専門家の人々が現れます。『The Herball（本草書）』の著者ジョン・ジェラード（1545〜1612）や、ジョン・パーキンソン（1567〜1650）、『The English Physician』の著者で占星術と薬草をつなげたニコラス・カルペッパー（1616〜1654）などがいます。薬草は月や太陽、惑星に支配されると彼は論じました。また、この当時には「治療をする部位には、その部位と似た形の植物が有効」という考え方も流行したといいます。

日本の香道の始まり

　日本（室町時代）では、香りを楽しむことを基本とする香道という芸道が成立します。香道では、香木を焚いて楽しむ聞香が行われました。香道の二つの流派は、どちらも将軍足利義政の東山山荘に集った文化人が興したものです。公家であり、書・古典の知識が深い学者でもあった三条西実隆は「御家流」、実隆と聞香をたしなんだ志野宗信は「志野流」の開祖です。流派は現在も継承されています。

近代植物学の起こり

　植物には、学名という世界共通の名称が存在しますが、属名と種小名から成るその分類体系を作ったのがスウェーデンのカール・フォン・リンネ（1707〜1778）です。「二名法」と呼ばれるこの分類法によって、科学的に特定の植物が分類され、1つの植物に対して複数の名称が混在する問題が解決しました。

　また、大航海時代以降はプラントハンターと呼ばれる植物学者たちが大陸への航海に同行して、未知の植物を本国に伝えました。18世紀にジェームス・クックのエンデバー号へ同乗し、オーストラリアを探検したジョセフ・バンクス（1743〜1820）などが代表的です。彼は太平洋地域の植物を採集して、ヨーロッパにミモザやユーカリなどを紹介しています。

近代ヨーロッパの香料文化

　ヨーロッパでは、16世紀頃から香料として植物から精油を抽出し始めます。王侯貴族たちは芳香を目的として、競うように香料を使用しました。治療薬としても用いたようです。香料文化は、その後イタリアからフランスの社交界へと伝わり、さらに白熱していきます。ルイ14世（1638〜1715）の時代にな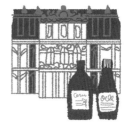ると、専属の調香師を雇い、好みの香料を調合させました。香料の名称を人の名前からとることも多く、たとえばイタリアのネロラ公国の公妃がビターオレンジの香りを愛用したため、その香りは「ネロリ」と呼ばれたといいます。

「オー・デ・コロン」という芳香水

17世紀末、イタリア人のジョヴァンニ・パオロ・フェミニス（1670〜1736）は移住したドイツのケルンで芳香水を売り出します。これは、イタリアで「アクアミラビリス（すばらしい水）」の名で流行していたものです。上質のアルコールと、ベルガモット精油を中心とした処方で、芳香そのものを楽しめました。製造地にちなみ、フランス語では「Eau de Cologne（ケルンの水）」と呼ばれます。ジョヴァンニ・マリア・ファリーナ（1685〜1766）が製造を継いで人気を広げた後は、この地を占領したナポレオンにも愛されました。

ヨーロッパの香料産業の起こり

十字軍の騎士は、イスラム兵士の賦香（香りつき）革手袋をヨーロッパへ持ち帰りました。これは社交界でも流行し、手袋製造の中心だった南フランスのグラース地方でも手袋に香りをつけ始めます。この地は温暖で芳香植物が多かったため、香料産業が発達し、世界的な香料産業地として「香水の都」と呼ばれるようになったのです。

近代科学の発展

19世紀には、さまざまな薬剤や合成香料が化学工業的に製造されます。薬用植物から有効成分が分離・精製され、さらに同じ成分を石油や石炭などから合成できるようになりました。

日本における香料産業の始まり

日本では明治時代以降に、ハッカ（薄荷）やラベンダーの精油目的の栽培が始まります。ハッカは明治初期から昭和45年頃まで、北海道の北見市を中心に栽培されました。また、ラベンダーは、化粧品の香料用に、香料会社が昭和12年にフランスから種子を入手しています。各地でテストをして北海道が適地とされ、富良野地方に品種改良や栽培の研究が集約されました。

アロマテラピーの歴史年表

ここがポイント！

＊重要な人物の名前と、著書や業績、活躍年代を押さえましょう。

●近代〜現代　アロマテラピーの確立 **1**級 **2**級

1937年	フランス／ルネ・モーリス・ガットフォセが「アロマテラピー」という用語を作る（『Aromathérapie』）
1961年	フランス／マルグリット・モーリー『Le capital 'Jeunesse' (最も大切なもの…若さ)』
1964年	フランス／ジャン・バルネ『AROMATHERAPIE』
1960〜1980年代	イギリス／シャーリー・プライス、ロバート・ティスランドがアロマテラピースクールを開設する
1985年	日本／ロバート・ティスランドの翻訳書『アロマテラピー〈芳香療法〉の理論と実際』が出版される
1986年	日本／鳥居鎮夫が随伴性陰性変動（CNV）を用いて香りの心理効果を実証し、イギリスで発表
1996年	日本／日本アロマテラピー協会（AAJ）設立
2004年	アメリカ／リチャード・アクセル博士、リンダ・バック博士が、「嗅覚システムの組織とにおいの受容体」の研究でノーベル医学生理学賞を受賞
2005年	日本／社団法人 日本アロマ環境協会（AEAJ）設立
2012年	日本／公益社団法人 日本アロマ環境協会（AEAJ）設立

① 検定試験ガイダンス

② アロマテラピーの基礎レッスン

③ 精油の心身への基本作用と

④ アロマテラピーの歴史をたずねて

⑤ 問題集

古代	BC3000年頃	エジプト／神殿での神事に、薫香（くんこう）が行われる エジプト／ミイラ作りに香料が使われる
	BC1500〜 BC1000年頃	インド／アーユルヴェーダが生まれる
	BC5〜 BC4世紀	ギリシャ／ヒポクラテス「医学の父」、『ヒポクラテス全集』
	BC4〜 BC3世紀	ギリシャ／テオフラストス「植物学の祖」、『植物誌』
	1世紀	ローマ／プリニウス『博物誌』 中東・アフリカ／新約聖書に乳香（フランキンセンス）、没薬（ミルラ）の記述 ローマ／ディオスコリデス『マテリア・メディカ（薬物誌）』
	2世紀	ローマ／ガレノスが「ガレノス製剤」を処方する ローマ／テルマエ（公衆浴場）が建設される
	2〜3世紀	中国／『神農本草経（しんのうほんぞうきょう）』
	512年頃	『マテリア・メディカ（薬物誌）』の「ウィーン写本」が製作される
	5〜6世紀	中国／陶弘景（とうこうけい）『神農本草経集注（しんのうほんぞうきょうしっちゅう）』
	595年	日本：飛鳥時代／淡路島に香木が漂着（『日本書紀』）
中世	11世紀	イスラム世界／イブン・シーナー『医学典範（いがくてんぱん）（カノン）』
	11〜12世紀	日本：平安時代／貴族が「空薫物（そらだきもの）」や「薫物合（たきものあわせ）」などでお香を楽しむ（『源氏物語』） ヨーロッパ／サレルノ

中世	1096～1270年頃	ヨーロッパ／聖地回復を目的に、十字軍が遠征
中世	12世紀	ドイツ／ヒルデガルトが治療用ハーブの活用法を著書にまとめる
近世～近代	14世紀	イタリア／ルネサンスが始まる ヨーロッパ／中世から引き続き、ペストが流行
近世～近代	15世紀	ヨーロッパ／大航海時代が始まる 日本：室町時代／香道が成立する
近世～近代	16世紀頃	ヨーロッパ／香料として精油が抽出されるようになる
近世～近代	16～17世紀	イギリス／ハーバリストが活躍する ・ジョン・ジェラード、ジョン・パーキンソン『The Herball（本草書）』 ・ニコラス・カルペッパー『The English Physician』
近世～近代	17世紀	ドイツ／ジョヴァンニ・パオロ・フェミニスが「ケルンの水」を売り出す ヨーロッパ／南フランスのグラース地方を中心に、香料産業が発展する
近世～近代	17～18世紀	フランス／専属の調香師を雇うなど、香料文化が白熱
近世～近代	18世紀	カール・フォン・リンネが「二名法」を作る ジョセフ・バンクスなどのプラントハンターが活躍
近世～近代	1890年代	日本：明治時代／精油を採油する目的で、北海道北見市でハッカ、富良野地方でラベンダーの栽培が始まる

※ 古代・中世・近世・近代の時代区分は、ヨーロッパの区分に合わせています。

Check Test

早わかり！

アロマテラピーの歴史を、
表の穴埋め問題で覚えましょう。

1級 2級

Q1 空欄に適切な語句を入れ、表を完成させなさい。

人物名	肩書きや業績	著書
ルネ・モーリス・ガットフォセ	実験中にやけどを負い、その治療に（①　　　　　　）を使用して効果を上げた。	『Aromathérapie』
マルグリット・モーリー	アロマテラピーに、精油を使った心身の美容と健康法という考えを取り入れた。この考え方はイギリスのアロマテラピー界に影響を与え、のちに（②　　　　　　　）と呼ばれるようになった。	『Le capital 'Jeunesse'（最も大切なもの…若さ）』
（③　　　　　　　）	フランスの軍医で、第二次世界大戦とインドシナ戦争に従軍し、精油から作った薬剤を使って負傷兵を治療した。	『AROMATHERAPIE（植物＝芳香療法）』

Answer
解答

Q1　①ラベンダー精油
　　②ホリスティック・アロマテラピー
　　③ジャン・バルネ

Check Test

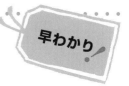

1級の方は、古代から現代に至るアロマテラピーの歴史を
しっかり覚えましょう。

q1 空欄に当てはまる語句を下の語群より記号で選びなさい。

(1)「(　　　)」という言葉は、イタリア人のジョヴァンニ・パオロ・フェミ
ニスが売り出した「アクアミラビリス（すばらしい水）」という芳香水に由
来する。

(2)ジョン・ジェラードやジョン・パーキンソンは、(　　　)と呼ばれた。

(3)香りつき手袋の流行により、南フランスの(　　　)は香料産業の中心地
となり、「香水の都」となった。

(4)「アロマテラピー」という用語を作ったのは、(　　　)である。

(5)『日本書紀』には、淡路島に(　　　)が漂着したという記述がある。

(6)室町時代には、芸道として香りを楽しむことを基本とする(　　　)が成
立した。

語句	A：聞香　B：グラース　C：ケルン　D：ルネ・モーリス・ガットフォセ E：ハーバリスト　F：香道　G：オー・デ・コロン　H：ネロラ公国 I：プラントハンター　J：香木　K：ジャン・バルネ

Answer
解答

Q1 (1)G (2)E (3)B (4)D (5)J (6)F

① 検定試験
ガイダンス

② アロマテラピー
の基礎レッスン

③ 精油の基本と
心身への作用

④ アロマテラピー
の歴史を
たずねて

⑤ 問題集

Q2 空欄に適切な語句を入れ、表を完成させなさい。

人物名	肩書きや業績	著書・関連書籍
（①　　　　　　）	「医学の父」と呼ばれた。	『（①　　　　　　）全集』
ディオスコリデス	ギリシャ人医学者で、皇帝ネロの軍医であった。	『（②　　　　　　）』
イブン・シーナー	医師であり哲学者でもあった。芳香蒸留水（ほうこうじょうりゅうすい）を治療に使用した。	『（③　　　　　　）』
（④　　　　　　）	薬草と占星術を結びつけた。	『The English Physician』

Q3 空欄に適切な言葉を記述し、文章を完成させなさい。

(1)古代エジプトでは、（　　　　　　　　　）や没薬（もつやく）が薫香（くんこう）として用いられていた。

(2)3,000年以上前には、インド、スリランカを中心に今も受け継がれている伝統療法、（　　　　　　）が誕生した。

(3)西洋の『マテリア・メディカ（薬物誌）』と並んで有名な東洋の薬草学書は、『（　　　　　）』である。

(4)中世ヨーロッパでは、修道院内で薬草が栽培され、治療に使われていた。そして修道院の修道士たちによって医学の知識が伝えられ、「（　　　　　）」と呼ばれた。

(5)16世紀には、植物から（　　　　　　　　）が抽出されるようになった。

Answer 解答

Q2 ①ヒポクラテス ②マテリア・メディカ（薬物誌）③医学典範（カノン）（いがくてんぱん）④ニコラス・カルペッパー

Q3 (1)乳香（にゅうこう） (2)アーユルヴェーダ (3)神農本草経（しんのうほんぞうきょう）(4)僧院医学（修道院医学） (5)精油

Chapter

5

一問一答、
模擬試験

Q & A, checking your ability, trial examination

アロマテラピーの理論は理解できましたか？
ここでは、実際の試験と同様の
レベルの問題を揃えました。
2 級の問題は、1 級の出題範囲でもあります。
1 級受験者の方も 2 級の問題を解いて、
知識の定着を図りましょう。

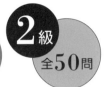

一問一答 **復習ドリル**

2級 全50問

以下の問題について、正しいものには○、そうでないものには×をつけなさい。

解答欄

Q1 アロマテラピーは、自然療法である。

Q2 精油とは植物の芳香物質を取り出したものである。

Q3 精油は、植物から抽出した天然の素材でなくてもよい。

Q4 アロマテラピーは、精油を用いてホリスティックな観点から行う治療法である。

Q5 精油の性質の一つには、水溶性がある。

Q6 精油の性質の一つには、揮発性(きはつ)がある。

Q7 精油は揮発性の芳香物質で、アロマテラピーの基本となるものである。

Q8 精油を採取できる抽出部位は、どの植物も同じである。

Q9 精油は、植物が作り出した一次代謝産物である。

Q10 精油は、天然の化学物質が数十から数百種集まってできた有機化合物である。

Q11 芳香物質は、植物全体には含まれておらず、特殊な細胞で作られ、その近くに蓄えられている。

アロマテラピー検定模擬試験の前に、２級対策〈一問一答　復習ドリル〉に
チャレンジしてみましょう。時間を気にせず、気軽に解き始めてOKです。右側
のページは解答と解説なので、赤シートで隠しながら解くとよいでしょう。わ
からなくなったら、前に戻ってテキストを確認してみましょう。

A1 ○　アロマテラピーは、植物から取り出した香り成分（精油）を使っ
た自然療法です。

A2 ○　精油とは、植物の揮発性の芳香物質を取り出したもので、エッセ
ンシャルオイルとも呼ばれます。

A3 ×　AEAJ では、精油は植物のさまざまな部位から抽出した、天然の
素材であると定義しています。

A4 ×　アロマテラピーは、治療法ではなく自然療法です。

A5 ×　精油は、水に溶けにくく油脂に溶けやすい親油性（脂溶性）です。

A6 ○　精油の特性には芳香性、揮発性、親油性、引火性があります。

A7 ○　精油は、植物から抽出した揮発性の芳香物質で、各植物により特
有の機能と香りをもち、アロマテラピーの基本となるものです。

A8 ×　花、葉、果皮、果実、球果、心材、根、種子、樹皮、樹脂など、
精油の抽出部位は植物によって異なります。

A9 ×　精油は、二次代謝産物です。一次代謝とは、植物が光合成によっ
て二酸化炭素と水から酸素と炭水化物を作ることです。

A10 ○　精油は、油脂ではなく有機化合物です。

A11 ○　葉の表面近くで作られたり、果皮の近くで作られたりとさまざま
であるため、精油の抽出部位は植物ごとに異なります。

1 検定試験
ガイダンス

Q12 誘引（ゆういん）効果とは、植物の香り成分が、昆虫などの生物を引き寄せる効果である。 □

Q13 忌避（きひ）効果とは、植物が生存競争に勝つため、他の植物の生長を抑える効果である。 □

2 アロマテラピーの基礎レッスン

Q14 抗真菌（こうしんきん）効果とは、細菌の発生・繁殖を抑える効果である。 □

Q15 抗ウイルス作用とは、免疫の働きを高めて活性化する作用である。 □

Q16 ホルモン調節作用とは、ホルモンのバランスを整える作用のことをいう。 □

3 精油の身体への基本と心身への作用と

Q17 神経系の働きを鎮め、心と身体の働きをリラックスさせる作用を強壮作用という。 □

Q18 水蒸気蒸留法（すいじょうきじょうりゅう）は熱を使わないので、すべての植物に適している。 □

Q19 水蒸気蒸留法で、精油を抽出する際にできる「水」を「芳香蒸留水（ほうこうじょうりゅうすい）」という。 □

4 アロマテラピーの歴史をたずねて

Q20 圧搾法（あっさく）は、果実から精油を得るときに使用される。 □

Q21 圧搾法で得られる精油は、酸化しにくい。 □

Q22 スイートオレンジ精油は、水蒸気蒸留法で精油を抽出する。 □

5 問題集

Q23 ややローズ調で、グリーン感のあるフローラルな香りがするのは、ゼラニウム精油である。 □

Q24 ユーカリ精油は、さわやかなかんきつ系の香りである。 □

A **12** ○ 植物が受粉したり種子を遠くへ運ぶために、昆虫などを引き寄せる効果のことです。

A **13** × 植物が香り成分により虫などの生物を遠ざけ、摂食されることを防ぐ働きです。

A **14** × カビや酵母などの真菌の発生・繁殖を抑える効果です。細菌の増殖を抑える効果は抗菌効果といいます。

A **15** × ウイルスの増殖を抑える作用です。免疫の働きを高めて活性化する作用は、免疫賦活作用といいます。

A **16** ○ 精油には、ホルモンのバランスを整える作用があります。

A **17** × リラックスさせるのは鎮静作用です。強壮作用は、身体の各部や全身に働きかけ、それぞれの機能を活性化したり強化したりする作用です。

A **18** × 水蒸気蒸留法は、植物によっては熱と水にさらされることで本来の香りや成分が失われるため、適さない植物もあります。

A **19** ○ 「芳香蒸留水」には、水溶性の芳香成分が微量に溶け込んでいます。

A **20** × 圧搾法は、ほとんどの場合、かんきつ類の果皮から精油を得るときに使用され、機械のローラーで圧搾し遠心法で分離する低温圧搾（コールドプレス）という方法が用いられます。

A **21** × 圧搾法で得られる精油は不純物が混ざりやすく、酸化しやすいため、劣化が早いです。

A **22** × スイートオレンジは、圧搾法の低温圧搾（コールドプレス）で精油を抽出します。

A **23** ○ ゼラニウム精油はローズの精油と共通する成分を含み、ややローズのような香りがします。

A **24** × ユーカリ精油は、鼻に抜ける清涼感のある森林系の香りです。

1 検定試験ガイダンス

2 アロマテラピーの基礎レッスン

3 精油の基本と心身への作用

4 アロマテラピーの歴史をたずねて

5 問題集

Q25 ジャスミン精油は、ラベンダー精油と共通する成分を含んでいる。

Q26 ティートリーは、先住民族アボリジニの間でお茶として飲まれていた植物の一種だった。

Q27 レモン精油には光毒性（ひかりどく）があるため、日中の使用には注意する。

Q28 ローズマリーの学名「*Rosmarinus*」は、ラテン語で「海のしずく」を意味する。

Q29 精油によっては、皮膚に直接原液を塗布できる。

Q30 精油は、飲用しても問題はない。

Q31 3歳未満の子どもには、芳香浴法（ほうこうよく）以外は行わない。

Q32 光毒性に注意が必要な精油は、スイートオレンジ、レモン、ベルガモットである。

Q33 皮膚の弱い人が精油を皮膚に塗布する場合は事前に低い濃度で安全性を確認する。

Q34 スパチュラは、計量用の用具である。

Q35 クリームの素材は、植物油とミツロウである。

Q36 1滴が約0.05㎖の精油で1%濃度にする場合、素材の量が35㎖であれば精油は6滴になる。

Q37 スイートアーモンド油の主要成分は、パルミトレイン酸である。

A25 ✕ ジャスミン精油と共通する成分を含んでいるのはイランイラン精油です。

A26 ◯ お茶として飲まれていた植物の一種だったので、ティートリーと呼ばれるようになったといわれています。

A27 ◯ 光毒性とは、日光などの強い紫外線に反応して皮膚に炎症を起こす毒性のことで、光毒性をもつ精油（レモン、グレープフルーツ、ベルガモット）を日中に使用する場合は注意が必要です。

A28 ◯ これ以外に聖母マリアが、青いマントをローズマリーの白い花にかけたところ、花が青色に変わったということから、"マリアのバラ"と呼ぶようになったという伝説もあります。

A29 ✕ 精油は、原液のままでは刺激が強すぎるので、必ず希釈して使用します。

A30 ✕ AEAJ では、精油の飲用をすすめていません。

A31 ◯ ３歳未満の幼児には芳香浴法以外は行わないようにします。

A32 ✕ 光毒性に注意が必要な精油は、グレープフルーツ、ベルガモット、レモンです。

A33 ◯ トリートメントオイル、ボディスプレー、スキンローションなどを用いる場合は、事前に低い濃度で試し、安全性を確認します。

A34 ✕ 材料を混ぜるとき、製作物を保存容器へ移すとき、クリームやパックを塗布するときなどに用います。

A35 ◯ クリームは、素材にミツロウと植物油を使います。

A36 ✕ 素材 35 ㎖の１％は、35 ㎖ × 0.01＝0.35 ㎖　精油１滴は 0.05㎖なので、0.35 ㎖ ÷ 0.05 ㎖＝ ７滴の精油が必要です。

A37 ✕ スイートアーモンド油の主要成分はオレイン酸です。パルミトレイン酸はマカダミアナッツ油に含まれます。

① 検定試験 ガイダンス

Q38 芳香浴法では、精油の香りを拡散させるので、一度に10滴まで精油を使用してよい。

Q39 沐浴法では、子どもが大人と同量の精油を使用しても問題はない。

② アロマテラピーの基礎レッスン

Q40 深めのたらいやバケツなどに、お湯と精油を入れて行う足浴法は、吸入法の一種である。

Q41 蒸気吸入法は長く行うほうがより効果が高いので、できるだけ長時間行う。

Q42 原料植物名をニュウコウジュ、別名をニュウコウノキというカンラン科の植物から得られる精油は、フランキンセンスである。

③ 精油の基本と心身への作用

Q43 「アロマテラピー」という用語を作ったのは、フランス人化学者ルネ・モーリス・ガットフォセである。

Q44 光毒性を取り除いた精油は「ベルガプテンフリー（フロクマリンフリー）」と記載されている。

Q45 精油のビンを横にして並べ、保管している。

④ アロマテラピーの歴史をたずねて

Q46 油脂吸着法で、60〜70℃に加熱した油脂に浸す方法を「アンフルラージュ（冷浸法）」という。

Q47 ローズ（アブソリュート）は、低温で固まる性質がある。

Q48 AEAJが名づけた「アロマ環境」とは、「自然の香りある豊かな環境」のことである。

⑤ 問題集

Q49 「地球温暖化」は、地球環境に大きく影響する。

Q50 「レッドリスト」は、ワシントン条約会議で指定される。

A38 ✕ 芳香浴法は、ティッシュやハンカチ、マグカップやボウルでは1～2滴、芳香拡散器では1～5滴の精油を使用します。

A39 ✕ 3歳未満の幼児には、芳香浴法のみで精油を使用し、3歳以上でも大人の10分の1程度の量から始め、多くても2分の1程度を限度としましょう。

A40 ✕ 足浴法は沐浴法の一種で、部分浴法ともいいます。

A41 ✕ 蒸気吸入法は、短時間で切り上げるようにしましょう。

A42 ○ フランキンセンス精油の別名には、オリバナム、乳香があります。

A43 ○ ルネ・モーリス・ガットフォセは、ラベンダー精油をやけどの治療に使用し効果をあげた経験から、精油の治療的な効果を研究し、のちに「アロマテラピー」という用語を造語しました。

A44 ○ 光毒性を持つ植物を「ベルガプテン」といい、化学的には「フロクマリン類」に分類されます。

A45 ✕ 精油の保管方法は、遮光性のガラス容器に入れ、フタをしっかり閉めてビンを立てて保管します。

A46 ✕ 「マセレーション（温浸法）」です。「アンフルラージュ（冷浸法）」は、常温で固形の油に花などを並べる方法です。

A47 ✕ ローズオットーが低温で固まる性質を持っています。

A48 ○ 「アロマ環境」は精油や、精油を取り巻く植物、自然との豊かな共存を目指しています。

A49 ○ 「地球温暖化」は、異常気象の頻発や、植物生育環境の悪化などをもたらします。

A50 ✕ 「レッドリスト」はIUCN（国際自然保護連合）が「絶滅危惧種」として指定しているものです。

① 検定試験ガイダンス

② アロマテラピーの基礎レッスン

③ 精油の基本作用と心身への

④ アロマテラピーの歴史をたずねて

⑤ 問題集

141

一問一答 復習ドリル

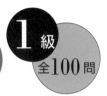

1級 全100問

以下の問題について、正しいものには○、そうでないものには×をつけなさい。

解答欄

Q1 アロマテラピーは、ホリスティックな観点から行うカウンセリングである。 ☐

Q2 精油の人の心身に働きかける力は、人が本来もっている「自然治癒力」を引き出す。 ☐

Q3 精油は植物の根や心材から抽出されることもある。 ☐

Q4 精油のもととなる植物は科名で分類されている。 ☐

Q5 人の心と身体に精油が作用する経路は、皮膚などから身体へ伝わる経路と、嗅覚器から脳へ伝わる経路の二つがある。 ☐

Q6 香りは、嗅上皮の嗅細胞の先端にある嗅繊毛（嗅毛）で感知する。 ☐

Q7 大脳辺縁系には、視床下部が含まれる。 ☐

Q8 大脳辺縁系は、「情動脳」とも呼ばれる。 ☐

Q9 人間の記憶を司る部位は、大脳辺縁系の領域にある「扁桃体」である。 ☐

Q10 自律神経の調節を支配しているのは、大脳辺縁系である。 ☐

Q11 精油成分が皮膚に浸透するのは、精油が親油性（脂溶性）で分子構造が小さいためである。 ☐

アロマテラピー検定模擬試験の前に、1級対策〈一問一答　復習ドリル〉に
チャレンジしてみましょう。時間を気にせず、気軽に解き始めてOKです。右側
のページは解答と解説なので、赤シートで隠しながら解くとよいでしょう。わ
からなくなったら、前に戻ってテキストを確認してみましょう。

A1　×　アロマテラピーは、精油を用いてホリスティックな観点から行う
自然療法です。

A2　○　「自然治癒力」とは人が本来もっている、けがや病気を治す力の
ことです。

A3　○　根からはベチバー精油、心材からはサンダルウッド精油などが抽
出されます。

A4　×　精油のもととなる植物は、生物につけられる共通名称の学名で分
類されています。

A5　○　精油の経路は、嗅覚器→（電気的信号）→脳、または皮膚→（血
液循環）→身体です。

A6　○　香りは、嗅繊毛（嗅毛）で感知された後、嗅細胞（嗅神経細胞）で
電気信号に変換されます。

A7　○　大脳辺縁系は視床下部や海馬、扁桃体などを含んだ領域です。

A8　○　大脳辺縁系は、感情や欲求などの情動に関与するため、情動脳と
も呼ばれます。

A9　×　記憶を司る部位は海馬です。

A10　×　自律神経の働きを調節して、支配しているのは視床下部です。

A11　○　精油が「親油性（脂溶性）」であることを覚えましょう。

1 検定試験ガイダンス

2 アロマテラピーの基礎レッスン

3 精油の心身への基本と作用

4 アロマテラピーの歴史をたずねて

5 問題集

Q12 ペットへのアロマテラピーも、人間と同じように行われる。

Q13 精油は、油脂である。

Q14 精油は親油性があるため、火を扱う場所では注意して取り扱う必要がある。

Q15 精油の成分は、空気や紫外線、温度などで香りが変化する。

Q16 水蒸気蒸留法で得られるものを、「アブソリュート」と呼ぶ。

Q17 精油は植物から得られた100％天然の素材なので、安全である。

Q18 皮膚をひきしめる作用を収れん作用という。

Q19 神経系の働きを鎮め、心と身体の働きをリラックスさせる作用をホルモン調節作用という。

Q20 かんきつ類の果皮から精油を得る場合は、多くは揮発性有機溶剤抽出法を使用する。

Q21 樹脂などから、揮発性有機溶剤抽出法で芳香成分を取り出したものを「レジノイド」という。

Q22 イランイランは現地の言葉で「花の中の花」を意味する。

Q23 ジャーマンカモミールとローマンカモミールは原料の植物が異なるだけで、精油の色やにおいは大差がない。

Q24 ペパーミント精油やユーカリ（ユーカリプタス）精油には、皮膚刺激性がある。

A **12**　×　動物は人間と身体のつくりが異なるので、安易に使用してはなりません。

A **13**　×　精油は油脂ではなく、有機化合物です。

A **14**　×　親油性（脂溶性）は油脂によく溶ける性質です。火を扱う場所で注意する必要がある精油の性質は、親油性ではなく、引火性です。

A **15**　○　精油は空気や紫外線、温度などで化学変化を起こし、香りが変化します。

A **16**　×　「アブソリュート」は揮発性有機溶剤抽出法で得られます。

A **17**　×　精油は天然の素材ですが、必ずしも安全とは限りません。

A **18**　○　皮膚に対しての作用ではほかに、皮膚の潤いを保ち、乾燥を防ぐ保湿作用があります。

A **19**　×　これらの作用はホルモン調節作用ではなく鎮静作用といいます。

A **20**　×　かんきつ類の果皮から精油を得る場合は、ほとんど圧搾法を使用しています。

A **21**　○　一方で、ローズやジャスミンなどの花から揮発性有機溶剤抽出法で芳香成分を取り出したものを「アブソリュート」といいます。

A **22**　○　「花の中の花」＝イランイランは、よく出題されます。

A **23**　×　精油の色に違いがあり、ジャーマンカモミールは濃い青色、ローマンカモミールは薄黄色です。

A **24**　○　皮膚刺激性のある精油はイランイラン、ジャスミン（アブソリュート）、ティートリー、ブラックペッパー、ペパーミント、メリッサ、ユーカリの7つです。覚えましょう。

① 検定試験
ガイダンス

② アロマテラピー
の基礎レッスン

③ 精油の
心身への基本と
作用と

④ アロマテラピー
の歴史をたずねて

⑤ 問題集

Q25 ビターオレンジの花の精油をジャスミンという。

Q26 イエス・キリスト誕生物語で、イエスに捧げられたのは
ベンゾイン（安息香）とサンダルウッドである。

Q27 「ケルンの水（オー・デ・コロン）」の主要原料だった植
物は、レモンである。

Q28 ユーカリ（ユーカリプタス）精油は、フレッシュでやや
フローラルな香りがする。

Q29 メリッサはシソ科の植物で、精油は花と葉から抽出される。

Q30 レモンはミカン科の植物で、精油は果皮から水蒸気蒸留
法で抽出される。

Q31 ローズ（アブソリュート）は、揮発性有機溶剤抽出法で
抽出される。

Q32 精油の保存期間は、開封後1年以内が目安である。

Q33 湿度の高い場所で精油の保管をしてもよい。

Q34 粘膜に対して刺激の少ない精油であれば、口から摂取し
てもよい。

Q35 誤って精油の原液が直接皮膚についた場合は、すぐに消
毒用アルコールで拭き取る。

Q36 精油を皮膚に塗布する際は、皮膚が弱くてもそのまま施
術を進めてよい。

Q37 アロマテラピーでは、植物油をキャリアオイルと呼ぶこ
とがある。

A25 × ビターオレンジの花の精油は「ネロリ」です。「ネロリ」はイタリアのネロラ公国の公妃の名前に由来します。

A26 × イエスに捧げられたのは、フランキンセンス（オリバナム／乳香）とミルラ（マー／没薬）です。

A27 × 「ケルンの水（オー・デ・コロン）」の主要原料だった植物は、ベルガモットです。

A28 × ユーカリ（ユーカリプタス）精油は、清涼感のある香りです。

A29 × メリッサ（レモンバーム）の精油の抽出部位は葉です。

A30 × レモン精油は圧搾法で抽出します。

A31 ○ 一方で、ローズオットーは水蒸気蒸留法で抽出されるので間違えないようにしましょう。

A32 ○ 精油のなかでも特にかんきつ系精油などは成分変化が起こりやすいので注意が必要です。

A33 × 精油は直射日光、湿気を避け、冷暗所で保管します。

A34 × いかなる理由があろうとも、精油を口から摂取することはすすめていません。

A35 × 誤って精油の原液が直接皮膚についた場合は、すぐに清潔な大量の流水で洗い流します。

A36 × 皮膚の弱い方は、精油を使用する前に低い濃度で安全性を確認し、異常がみられたらすぐに大量の水で洗って、使用を中止します。

A37 ○ キャリアオイル、またはベースオイルとも呼びます。

① 検定試験ガイダンス

② アロマテラピーの基礎レッスン

③ 精油の心身への基本と作用

④ アロマテラピーの歴史をたずねて

⑤ 問題集

Q38 ホホバ油は、植物性油脂に分類される。

Q39 ミツロウは、ミツバチが分泌する動物ロウ（動物性ワックス）である。

Q40 15㎖の植物油に精油を5滴（1滴＝0.05㎖とする）加え、ボディ用トリートメントオイルを作製した。

Q41 1%濃度のトリートメントオイルを50㎖作る場合、精油は5滴（1滴＝0.05㎖とする）必要である。

Q42 せきがひどいので、ユーカリ（ユーカリプタス）精油を使って蒸気吸入法を行った。

Q43 化粧品や医薬品などを、無許可で業として製造・販売することは、医薬品医療機器等法違反となる。

Q44 肩こり、腰痛、月経痛などには、温湿布が効果的である。

Q45 トリートメントオイルや手作り化粧品の保存には、遮光性保管容器を利用する。

Q46 炭酸水素ナトリウム（重炭酸ナトリウム）は、重曹とも呼ばれる。

Q47 グリセリンは、アロマテラピーではローションなどの素材として用いる。

Q48 クレイには、保湿作用や抗炎症作用などがある。

Q49 天然塩には保湿作用がある。

Q50 吸入法やフェイシャルスチームは、長時間行うとよい。

A**38** ×　ホホバ油は植物ロウ（植物性ワックス）に分類されます。

A**39** ○　ミツロウは、動物ロウ（動物性ワックス）で、ホホバ油は、植物ロウ（植物性ワックス）です。間違えないようにしましょう。

A**40** ×　ボディ用トリートメントオイルの希釈濃度の上限は、1%なので、15 ㎖ × 0.01=0.15 ㎖　精油1滴は 0.05 ㎖　0.15 ÷ 0.05=3 滴　従って入れる精油は 3 滴までです。

A**41** ×　1%濃度の場合の滴数＝（素材量× 0.01）÷ 0.05 であるため、50 ㎖× 0.01（1%）÷ 0.05 ＝ 10 滴となります。

A**42** ×　せきが出ているときや、ぜんそくの場合には蒸気吸入法は行えません。

A**43** ○　「医薬品医療機器等法」、正式名称「医薬品、医療機器等の品質、有効性及び安全性の確保等に関する法律」（薬機法）で禁止されています。

A**44** ○　炎症や腫れを抑えるには、冷湿布が効果的とされています。

A**45** ○　精油を使用した手作り化粧品には、直射日光を避けるため、遮光性保管容器を利用しましょう。

A**46** ○　重曹はアロマテラピーでアロマバスの素材として用います。皮膚をなめらかにし、湯あたりを和らげます。

A**47** ○　グリセリンは、油脂のグリセリドからとれる無色透明の液体で、皮膚をやわらかくする作用があります。

A**48** ×　クレイは粘土のことで、モンモリロナイト、カオリンなどがあり、吸着、収れん作用などあります。保湿作用や抗炎症作用があるのは、ハチミツです。

A**49** ×　天然塩はミネラルを豊富に含んでいる塩のことで、優れた発汗作用があり、バスソルトに向いています。

A**50** ×　吸入法やフェイシャルスチームを長時間行うときは注意が必要です。

1 検定試験ガイダンス

2 アロマテラピーの基礎レッスン

3 精油の心身への基本と作用

4 アロマテラピーの歴史をたずねて

5 問題集

Q51 芳香浴法（ほうこうよくほう）とは、沐浴法（もくよくほう）の一種である。

Q52 アロマバスの素材として、「クレイ」「天然塩」「ハチミツ」がある。

Q53 半身浴法で精油を5滴入れて、沐浴した。

Q54 手浴法（しゅよくほう）では、精油を落としたお湯に両手首まで浸す。

Q55 沐浴法では、どんな種類の精油でも使用する滴数は同じでよい。

Q56 目を開けて吸入法を行った。

Q57 フェイシャルスチームは「沐浴」も同時に行える。

Q58 アルガン油は人間の皮脂成分に近い「パルミトレイン酸」を多く含む。

Q59 耐熱ガラス棒は精油や素材を保管容器に移しかえるときに使う。

Q60 40℃以上のお湯で入浴をし、深部体温が下がらないうちに就寝すると、よく寝ることができる。

Q61 血中コレステロールの増加を抑えたり、皮膚などの乾燥を防いだりする女性ホルモンはプロゲステロンである。

Q62 ストレスとは、体内環境を一定に保とうとする仕組みのことである。

Q63 良質な睡眠を得るためには、自律神経の「交感神経」の活動が過剰になることが大切である。

A**51**　×　芳香浴法とは、精油を拡散して香りを楽しみ、心と身体のバランスを整える方法です。

A**52**　×　「クレイ」はアロマバスに使用しません。「重曹」を使用します。

A**53**　×　みぞおちまで浸かる半身浴法の場合、精油の使用量は1〜3滴です。

A**54**　○　上半身の血流をよくしたいときには、手浴法が効果的です。

A**55**　×　かんきつ系やスパイス系の精油は皮膚に刺激を感じる場合があるので、使用する量を少なめにします。

A**56**　×　吸入法は、精油によって粘膜に刺激を与えないよう、目を閉じて行います。

A**57**　×　フェイシャルスチームは、「吸入法」も同時に行えます。

A**58**　×　アルガン油は、人間の皮脂に近い「ビタミンE」を多く含みます。

A**59**　×　耐熱ガラス棒は、精油や素材を混ぜるときに使用します。

A**60**　×　リラックスし良質な睡眠を得るためには、38〜40℃のお湯にゆっくり浸かります。また、深部体温が下がらないうちに就寝することは避けます。

A**61**　×　プログステロンではなくエストロゲンです。

A**62**　×　体内環境を一定に保とうとする仕組みのことを「ホメオスタシス（恒常性）」といいます。

A**63**　×　良質な睡眠のために、自律神経の「交感神経」と「副交感神経」のバランスがとれていることが大切です。

1 検定試験ガイダンス

2 アロマテラピーの基礎レッスン

3 精油の基本と心身への作用

4 アロマテラピーの歴史をたずねて

5 問題集

Q64 不安や怒りなどの負の感情に支配され続けるとストレスがたまる。

Q65 「ホメオスタシス（恒常性<ruby>こうじょうせい</ruby>）」の維持に大切なのが、栄養、運動、休息である。

Q66 「更年期障害」は、40代以降のエストロゲンの分泌低下が原因である。

Q67 女性ホルモンの減少のピークは、20～30代である。

Q68 ホルモンバランスを整える内分泌系の働きに関与するのは大脳辺縁系である。

Q69 平安時代、日本で香木<ruby>こうぼく</ruby>を燻らせて楽しむことを「空薫物<ruby>そらだきもの</ruby>」と呼んだ。

Q70 スキンケアでは、「オレンジ」がエイジングケアに古くから用いられていた。

Q71 中世ヨーロッパでは、修道院内の薬草園での研究で、多くの薬草療法が誕生した。

Q72 水が含まれるローションやアロマスプレーの保存期限は、およそ1か月程度である。

Q73 シアーバターは、抗炎症作用があり、アロマバスの素材に適している。

Q74 「アロマテラピー」という言葉は、フランスの元軍医であるジャン・バルネが作った造語である。

Q75 ルネ・モーリス・ガットフォセは、やけどの治療にローズマリー精油を使用し、その効果を研究した。

Q76 AEAJは中立の非営利団体であり、1996年設立以降、名称や団体に変化はない。

A64 ○ 香りの力を借りて、ストレスをコントロールするとよいでしょう。

A65 ○ ホメオスタシス（恒常性）は、自律神経系、内分泌系、免疫系がうまくかかわり合いながら維持されています。

A66 ○ 更年期障害は、閉経の前後のエストロゲン減少によって引き起こされます。

A67 × 20～30代は、女性ホルモンのエストロゲン分泌量のピークです。

A68 × 内分泌系（ホルモン系）の働きに関与するのは、「視床下部」です。

A69 ○ 薫衣は衣類や寝具に香を焚き染めること、薫物合は香薬を調合し、優劣を品評することです。

A70 × 「フランキンセンス」精油がエイジングケアに古くから用いられていました。

A71 ○ 現代の自然派化粧品も、イタリアなどの修道院を起源とするものが多いとされています。

A72 × およそ１～２週間です。一方、植物油などが中心のトリートメントオイルやクリームなどは、１か月程度です。

A73 × シアーバターは、バター状の油脂で、保湿クリームの素材に適しています。

A74 × 「アロマテラピー」はフランス人化学者ルネ・モーリス・ガットフォセが作った造語です。

A75 × ルネ・モーリス・ガットフォセが使用した精油はラベンダー精油でした。

A76 × 1996年、非営利団体として設立された「日本アロマテラピー協会（AAJ）」は、現在は「公益社団法人 日本アロマ環境協会（AEAJ）」として事業を継承しています。

① 検定試験ガイダンス

Q77 ギリシャ人医学者のディオスコリデスは、『植物誌』をまとめた。

Q78 イブン・シーナーは芳香蒸留水(ほうこうじょうりゅうすい)を治療に使用し、『医学典範(いがくてんぱん)(カノン)』を著した。

② アロマテラピーの基礎レッスン

Q79 カール・フォン・リンネは、植物の分類体系の基本となるものを作った。

Q80 「オー・デ・コロン」という言葉は、フランス語の「Eau de Cologne(ケルンの水)」に由来する。

Q81 イタリア人のジョヴァンニ・パオロ・フェミニスは、ドイツのケルンで「アクアミラビリス(すばらしい水)」を売り出し、好評を博した。

③ 精油の心身への基本と作用

Q82 日本人の鳥居鎮夫(とりいしずお)は、1986年に随伴性陰性変動(すいはんせいいんせいへんどう)(CNV)と呼ばれる脳波を用いて、香りの心理効果の研究をした。

Q83 ジョン・ジェラードは、『The English Physician』を著した。

④ アロマテラピーの歴史をたずねて

Q84 マルグリット・モーリーは、アロマテラピーに心身の美容と健康法という新しい考え方を取り入れた。

Q85 『Le capital 'Jeunesse'(ル キャビタル ジュネス)(最も大切なもの…若さ)』は、ジャン・バルネが書き記したものである。

Q86 日本における、香りについての最も古い記述は、『日本書紀』に収められている淡路島の香木漂着の記述である。

⑤ 問題集

Q87 香木を焚いて楽しむことを、香道では薫香(くんこう)という。

Q88 日本アロマ環境協会(AEAJ)は、アロマテラピーを普及する日本で唯一の公的な法人(公益社団法人)である。

A**77** ✕　ディオスコリデスは『マテリア・メディカ（薬物誌）』をまとめました。『植物誌』はテオフラストスによるものです。

A**78** ○　イブン・シーナーの『医学典範（カノン）』は、17世紀頃までヨーロッパの医科大学で教科書に使われていました。

A**79** ○　属名と種小名で構成される「二名法」を使った学名で、特定の植物を科学的な方法で分類できるようになりました。

A**80** ○　「ケルンの水」には、上質のアルコールとベルガモットを中心とした精油が処方されていました。

A**81** ○　「アクアミラビリス（すばらしい水）」とは「ケルンの水」のことです。

A**82** ○　随伴性陰性変動（CNV）と呼ばれる脳波を用いて、香りの鎮静作用や興奮作用を実証しました。

A**83** ✕　『The English Physician』はニコラス・カルペッパーの著書です。ジョン・ジェラードは『The Herball（本草書）』を著し、イギリスで「ハーバリスト」と呼ばれました。

A**84** ○　マルグリット・モーリーは、肉体と精神のアンバランスを正常化するという方法論を提示し、これがのちにホリスティック・アロマテラピーと呼ばれました。

A**85** ✕　『Le capital 'Jeunesse'（最も大切なもの…若さ）』はマルグリット・モーリーの著書で、ジャン・バルネは『AROMA THERAPIE（植物＝芳香療法）』の著者です。

A**86** ○　『日本書紀』には、推古天皇3（595）年に淡路島に香木が漂着したとの記述があります。

A**87** ✕　香木を焚いて楽しむことを香道では聞香といいます。

A**88** ○　AEAJは、自然の香りのある豊かな環境（アロマ環境）を積極的に推進し、アロマテラピーの健全な普及および啓発活動などを行っています。

① 検定試験ガイダンス

② アロマテラピーの基礎レッスン

③ 精油の基本と心身への作用

④ アロマテラピーの歴史をたずねて

⑤ 問題集

Q89 生物が自分たちにとって生存しやすい環境へ大気や大地を変化させ、生物たち自身もその環境の中で進化を繰り返すという相互作用を「生物多様性」という。

Q90 「プラントハンター」のジョセフ・バンクスは、ラベンダー、ローズなどをヨーロッパに紹介した。

Q91 日本では「ラベンダー」「ハッカ（薄荷）」が九州で栽培された。

Q92 「サイプレス」は「和精油」である。

Q93 同じ種類の植物でありながら、精油の構成成分が違うものを「ケモタイプ（化学種）」と呼ぶ。

Q94 サンダルウッドは、絶滅危惧種である。

Q95 植物は、人類と深くかかわり合いながら進化してきた。

Q96 「カモミール精油は保湿作用がある」といって販売すると、製造物責任法（PL法）違反になる。

Q97 精油入りの水溶液を、自家製化粧水として無許可で販売するのは違法ではない。

Q98 父親に対して、肩こりの治療のためにアロマテラピートリートメントを行った。

Q99 友人のペットに対して診断、治療を行った。

Q100 自宅などで自分のためにアロマテラピーを行う際は、「自己責任の原則」が基本となる。

A**89** ✕ 「地球と生命の共進化」のことです。「生物多様性」とは、さまざまな種が、お互いに複雑にかかわり合いながら、さまざまな生態系を作って生きていることをいいます。

A**90** ✕ ジョセフ・バンクスが紹介したのは、ユーカリ、ミモザです。

A**91** ✕ 明治初期に「ハッカ」、昭和に入り「ラベンダー」が、北海道で栽培されました。

A**92** ✕ 和精油には「ハッカ」「ヒノキ」「ヒバ」「クロモジ」「ユズ」「ショウガ」などがあります。

A**93** ◯ ケモタイプ（化学種）は、「ローズマリー」などに見られます。

A**94** ✕ サンダルウッドは、インド政府が管理し、輸出に厳しい規制がかけられています。

A**95** ✕ 植物は、地球環境と深くかかわり合いながら進化してきました。

A**96** ✕ 効果・効能を謳って精油を販売・授与すると医薬品医療機器等法（薬機法）に違反します。

A**97** ✕ 行政の許可なく化粧品を製造・販売するのは、医薬品医療機器等法（薬機法）に違反します。

A**98** ✕ 医師以外の者が、治療行為をすると医師法に違反します。

A**99** ✕ 獣医師以外の者が診療行為を行うと、獣医師法違反になります。

A**100** ◯ 「自己責任の原則」とは、自分の行為の結果生じた問題に対し、自分で責任を負うということです。

2級 アロマテラピー検定模擬試験

第1回

2級の試験問題は全55問。試験時間は50分です。
解答には別冊p.37のマークシート式解答用紙を使いましょう。
※イラストの問題は、実際の試験では写真で出題されます。

＊解答＆解説は、p.169〜177

🌱 **香りテストについて**

アロマテラピー検定試験2級では、香りを嗅ぎ込み、正しいと思われる精油名を答える問題が毎回2問程度出題されます。
お友達や家族の方に協力してもらい、正解となる精油をムエット（試香紙）にそれぞれ1滴ずつたらしてもらいましょう。

Q1 カンラン科の、以下のイラストの樹脂から抽出される精油を1つ選びなさい。

A：フランキンセンス
B：ローズマリー
C：ティートリー
D：レモン

Q2 AEAJによるアロマテラピーの定義について、正しいものを1つ選びなさい。

A：ホリスティックな観点から行う治療法である。
B：リラックスに役立てるものである。
C：身体や精神の恒常性の維持と促進を図る。
D：身体の不調のみ改善することを目的とする。

Q3 AEAJによるアロマテラピーの定義として、誤ったものを1つ選びなさい。

A：美と健康を増進する。
B：身体や精神の恒常性の維持と促進を図る。
C：身体や精神の不調を治療し、正常な健康を取り戻す。
D：精油を用いて行う自然療法である。

Q4
AEAJ による精油の定義について、カッコに当てはまる語句の組み合わせで正しいものを 1 つ選びなさい。
精油は、植物の花、葉、果皮、心材、根、種子、樹皮、（ ① ）などから抽出した（ ② ）の素材で、有効成分を高濃度に含有した（ ③ ）の芳香物質である。各植物に特有の香りと機能を持ち、アロマテラピーの基本となるものである。

A：①樹液　　②天然　　③水溶性
B：①樹脂　　②合成　　③揮発性
C：①樹脂　　②天然　　③揮発性
D：①樹液　　②合成　　③水溶性

 Q5
すいじょう き じょうりゅう
水蒸気蒸留法について、誤ったものを 1 つ選びなさい。
A：蒸気を液化させ、水と精油に分離することで精油を採取する。
B：熱と水にさらされるため、この製法が適さない植物もある。
C：「芳香蒸留水」は、精油を製造する際に抽出される「水」である。
ほうこうじょうりゅうすい
D：「芳香蒸留水」には、脂溶性の香り成分が微量に含まれる。
しょう

 Q6
精油の製造法について、誤ったものを 1 つ選びなさい。
あっさく
A：低温圧搾で得られた精油は、熱による香りの変化がないため、自然のままの色や香りを保つ。
B：圧搾法で得られた精油は、他の製造法で得られた精油よりも品質の劣化が遅い。
C：水蒸気蒸留法では、水蒸気が冷却器を通ることで精油と「芳香蒸留水」を生産する。
D：水蒸気蒸留法では、植物を入れた蒸留釜に直接蒸気を吹き込んだり、水とともに植物を沸騰させたりする。

 Q7
精油の製造法について、正しいものを 1 つ選びなさい。
A：水蒸気蒸留法は多くの精油の抽出に使用される。
B：圧搾法は、樹脂から精油を得るときに使用される。
C：現在の圧搾法では、高温圧搾法が用いられる。
D：植物の果皮の精油抽出には、水蒸気蒸留法が適している。

①
検定試験
ガイダンス

②
アロマテラピー
の基礎レッスン

③
精油の基本と
心身への作用

④
アロマテラピー
の歴史を
たずねて

⑤
問題集

Q8 精油の作用について、誤ったものを 1 つ選びなさい。

A：強壮作用とは、身体の各部や全身の機能を活性化したり、強化したり
する作用である。

B：収れん作用とは、心を安らげる作用である。

C：去痰作用とは、痰を出しやすくする作用である。

D：抗真菌作用とは、真菌の増殖を抑える作用である。

Q9 植物の香り成分の働きで、正しいものを 1 つ選びなさい。

A：昆虫などの生物を引き離す効果を誘引効果という。

B：カビの発生を防ぐ効果を抗菌効果という。

C：細菌の繁殖を防ぐ効果を抗真菌効果という。

D：昆虫などの生物を遠ざける効果を忌避効果という。

Q10 鎮静作用について、正しいものを 1 つ選びなさい。

A：皮膚の潤いを保つ作用のことである。

B：心と身体の働きをリラックスさせる作用のことである。

C：痛みを和らげる作用のことである。

D：循環器系の働きを鎮める作用のことである。

Q11 精油のもととなる植物の分類法について、正しいものを 1 つ選びなさ
い。

A：属名によって分類される。

B：種小名によって分類される。

C：科名によって分類される。

D：学名によって分類される。

Q12 同じ科名の組み合わせを 1 つ選びなさい。

A：ローズマリー………ペパーミント

B：ユーカリ……………フランキンセンス

C：ラベンダー…………ティートリー

D：ゼラニウム…………スイートオレンジ

Q13 精油名とキーワードの組み合わせで、誤ったものを1つ選びなさい。

A：ラベンダー‥‥‥‥‥‥「多くの品種」

B：ローズオットー‥‥‥‥「低温で固まる」

C：ゼラニウム‥‥‥‥‥‥「海のしずく」

D：フランキンセンス‥‥‥「乳白色の樹脂」

Q14 ややローズ調のグリーン感のあるフローラルな香りが特徴の精油を1つ選びなさい。

A：ペパーミント

B：スイートオレンジ

C：ラベンダー

D：ゼラニウム

Q15 学名がラテン語の「lavo（洗う）」や「lividus（青みがかった鉛色）」に由来するといわれる精油を1つ選びなさい。

A：ペパーミント

B：ローズマリー

C：ティートリー

D：ラベンダー

Q16 精油5滴を加え、濃度約1%のトリートメントオイルを作るために必要な植物油の量を1つ選びなさい（精油1滴を0.05 mℓとする）。

A：10 mℓ

B：20 mℓ

C：25 mℓ

D：30 mℓ

Q17 スイートオレンジ精油について、正しいものを1つ選びなさい。

A：光毒性がある。

B：精油製造法は圧搾法である。

C：抽出部位は花である。

D：原料植物はカンラン科である。

1
検定試験
ガイダンス

2
アロマテラピー
の基礎
レッスン

3
精油の基本と
心身への作用

4
アロマテラピー
の歴史を
たずねて

5
問題集

Q18 フランキンセンス精油の抽出部位として、正しいものを１つ選びなさい。

A：葉

B：樹脂

C：花

D：種子

Q19 ゼラニウム精油の原料植物の科名を１つ選びなさい。

A：シソ科

B：バンレイシ科

C：フウロソウ科

D：フトモモ科

Q20 果皮から抽出する精油を１つ選びなさい。

A：ラベンダー

B：レモン

C：ペパーミント

D：ゼラニウム

Q21 別名「セイヨウハッカ」と呼ばれるペパーミント精油について、誤ったものを１つ選びなさい。

A：原料植物は多年草である。

B：原料植物の科名はシソ科である。

C：抽出部位は葉である。

D：光毒性がある。

Q22 抽出部位が花の精油を１つ選びなさい。

A：ラベンダー

B：ペパーミント

C：ゼラニウム

D：ユーカリ

Q23 ティートリー精油の原料植物の科名を選びなさい。

A：カンラン科

B：フトモモ科

C：シソ科

D：フウロソウ科

Q24 以下のイラストの原料植物から抽出され、学名の「*piperita*」が、「コショウのような」という意味を精油を1つ選びなさい。

A：ゼラニウム

B：ユーカリ

C：ペパーミント

D：レモン

Q25 ポマンダーを作るのに使われた精油の原料植物を1つ選びなさい。

A：ティートリー

B：ゼラニウム

C：ラベンダー

D：スイートオレンジ

Q26 圧搾法で抽出される精油を1つ選びなさい。

A：レモン

B：ローズマリー

C：ペパーミント

D：フランキンセンス

Q27 光毒性があるため注意が必要な精油を1つ選びなさい。

A：スイートオレンジ

B：フランキンセンス

C：レモン

D：ティートリー

Q28 オーストラリア原産で、生育が速く50〜60mになる植物を1つ選びなさい。

A：ユーカリ

B：ローズマリー

C：スイートオレンジ

D：ゼラニウム

Q29 精油と抽出部位の組み合わせが正しいものを1つ選びなさい。

A：フランキンセンス……………………果実

B：ゼラニウム……………………葉

C：ラベンダー……………………根

D：ユーカリ（ユーカリプタス）………樹脂

163

Q30 ユーカリ精油について、正しいものを 1 つ選びなさい。

A：科名は「シソ科」である。

B：主な抽出部位は葉である。

C：ハーブティーとして愛飲されている。

D：アボリジニの治療薬として使われていた。

Q31 精油について、誤ったものを 1 つ選びなさい。

A：原液を直接皮膚に塗ってもよい。

B：引火する可能性がある。

C：飲用してはならない。

D：植物が作り出した二次代謝産物である。

Q32 アロマテラピーの安全な利用法について、正しいものを 1 つ選びなさい。

A：皮膚についた精油の原液を、布などで拭き取る。

B：精油をお茶などに加えて飲んでいる。

C：3 歳未満の幼児に、芳香浴法（ほうこうよく）を行う。

D：3 歳以上の子どもに、大人と同じ量の精油を使用する。

Q33 精油の保管方法について、正しいものを 1 つ選びなさい。

A：使用後は、精油ビンのふたを閉めない。

B：保存期間は 2 ～ 3 年が目安である。

C：直射日光の当たらない場所に保管する。

D：湿気の多い場所で保管する。

Q34 光毒性（ひかりどく）について、正しいものを 1 つ選びなさい。

A：飲用による毒性のことである。

B：皮膚に炎症を起こすなど、毒性を示す性質をいう。

C：かんきつ系の精油すべてがもつ性質である。

D：抽出部位が果実の精油すべてがもつ性質である。

Q35　皮膚刺激に特に注意が必要な精油を1つ選びなさい。
A：レモン
B：ティートリー
C：ローズマリー
D：フランキンセンス

Q36　3歳未満の幼児に対して行うアロマテラピーで、正しいものを1つ選びなさい。
A：蒸気吸入法
B：半身浴法
C：芳香浴法
D：湿布法

Q37　半身浴法の説明として適したものを、1つ選びなさい。
A：みぞおちまで浸る。
B：心臓や循環器への負担が多い。
C：下半身のみ温める。
D：長く浸ることができない。

Q38　芳香浴法について、正しいものを1つ選びなさい。
A：狭い空間の場合は、使用する精油の滴数を減らす。
B：夜、リラックスしたいときのみ行うとよい。
C：必ず専用の器具を使わなければならない。
D：芳香浴法中は、部屋の換気は必要ない。

Q39　葉から水蒸気蒸留法で得られる精油を1つ選びなさい。
A：ティートリー
B：フランキンセンス
C：ラベンダー
D：ローズ（アブソリュート）

Q40　フェイシャルスチームについて、誤ったものを1つ選びなさい。
A：蒸気が逃げないように、バスタオルなどをかぶる。
B：蒸気吸入法をあわせて行うことができる。
C：精油成分の刺激から守るため、目を閉じて行う。
D：好きなだけ長く行ってよい。

Q41
希釈濃度（き しゃくのう ど）が 1％となる精油の滴数として、誤ったものを 1 つ選びなさい。（ただし、精油 1 滴を 0.05 ㎖とする）

A：素材量 10 ㎖に精油 1 滴

B：素材量 15 ㎖に精油 3 滴

C：素材量 30 ㎖に精油 6 滴

D：素材量 25 ㎖に精油 5 滴

Q42
アロマテラピーを利用する際の注意点として、誤ったものを 1 つ選びなさい。

A：友人に手作り化粧品をプレゼントした。

B：製作物には、内容物・作製日・用途などを記載しておく。

C：精油の希釈濃度は、使用する個人に配慮して低くしてもよい。

D：アロマロールオンを作製し、その保存期間も自己判断した。

Q43
十字軍の兵士が持ち帰ってヨーロッパに広まった植物について 1 つ選びなさい。

A：レモン

B：ローズ

C：フランキンセンス

D：ラベンダー

Q44
「アロマ環境」について、正しいものを 1 つ選びなさい。

A：ルネ・モーリス・ガットフォセが命名した。

B：さまざまな「におい」によってもたらされる環境のことである。

C：自然の香りのある豊かな環境という意味である。

D：精油の香りのみを生かした環境のことである。

Q45
（公社）日本アロマ環境協会（AEAJ）について、正しいものを 1 つ選びなさい。

A：2000 年 4 月に、前身となる日本アロマテラピー協会が設立された。

B：2006 年 4 月に社団法人に昇格し（社）日本アロマ環境協会となった。

C：人工的な香りのある、心地よい環境作りを推進している。

D：アロマテラピーの健全な発展と、普及・啓発活動を推進する、唯一の公的な法人である。

ホリスティック・アロマテラピーに関係する人物名を1つ選びなさい。

A：ルネ・モーリス・ガットフォセ

B：リンダ・バック博士

C：マルグリット・モーリー

D：ジャン・バルネ

光合成は、太陽のエネルギーを得て水と二酸化炭素から何を生産するか、正しいものを1つ選びなさい。

A：炭水化物と炭素

B：炭素と精油

C：有機化合物と炭素

D：炭水化物と精油

以下の文章を読み、Q48～50の問いに答えなさい。

> 最近アロマテラピーを始めたあすかさんは、精油をもっと適切に、安全に楽しみたいと考え、精油を希釈するための材料である素材について学んでいるところです。

植物油に分類される素材を1つ選びなさい。

A：クレイ

B：エタノール（エチルアルコール）

C：重曹

D：アルガン油

あすかさんは、保湿クリームを作製することにしました。保湿クリームの素材に適したシアーバターについて、誤ったものを1つ選びなさい。

A：皮膚に浸透しやすい。

B：古くから、やけどや筋肉痛の治療に使われた。

C：バター状の油脂である。

D：発汗作用が期待できる。

Q50 あすかさんは肌の乾燥を防ぐ素材を調べました。下記の素材の中で、保湿に働かないものを1つ選びなさい。

A：グリセリン

B：クレイ

C：シアーバター

D：ハチミツ

以下の文章を読み、Q51 ～ 53 の問いに答えなさい。

> りえさんは、自分自身のスキンケアに、アロマテラピーを活用しようと考えています。肌の乾燥が気になるので、自分の好きな香りで、オリジナルのトリートメントオイルを作製することにしました。精油は、大好きな香りのローズオットーとフランキンセンスを使用し、植物油はアルガン油にしました。早速作製し、毎日お風呂上がりに、ボディやフェイスにトリートメントオイルを塗布して楽しんでいます。

Q51 トリートメントオイルを作製するにあたり、りえさんは次のようにしました。適切なものを 1 つ選びなさい。

A：湿度の高い風呂場で 3 か月ほど保管した。
B：ラベルには、精油名のみ記入した。
C：遮光性ガラス保管容器で保管している。
D：フェイスに使用するので、精油の量を 1 ％以下にした。

Q52 りえさんが使用した、ローズオットー精油についての特徴で誤っているものを 1 つ選びなさい。

A：たくさんの花からわずかな量しかとれない貴重な精油である。
B：低温で固まる性質がある。
C：原料植物名はキャベジローズである。
D：水蒸気蒸留法で得られる。

Q53 りえさんがトリートメントオイルの素材として利用した、アルガン油について正しいものを 1 つ選びなさい。

A：人間の皮脂成分に近いビタミン E を多く含み、抗酸化作用が高い。
B：バラ科で肌なじみのよいオレイン酸が主成分である。
C：「若さを保つ脂肪酸」といわれるパルミトレイン酸を多く含む。
D：精製されたものと未精製のものがある。

Q54 配布された香りサンプルの精油名を、次の中から 1 つ選びなさい。

A：フランキンセンス　B：ローズマリー
C：ティートリー　　　D：ユーカリ

Q55 配布された香りサンプルの精油名を、次の中から 1 つ選びなさい。

A：ラベンダー　B：ゼラニウム
C：レモン　　　D：スイートオレンジ

●配点… 香りテスト　各4点
　　　　その他　　　各1点

Q1 答え **A**

B：ローズマリー精油の原料植物はシソ科です。
C：ティートリー精油の原料植物はフトモモ科です。
D：レモン精油の原料植物はミカン科です。

Q2 答え **C**

A：治療法でなく、自然療法です。
B：リラクセーションやリフレッシュに役立てることを目的としています。
D：身体と精神の不調を改善することで、正常な健康を取り戻すことを目的としています。

Q3 答え **C**

身体や精神の不調を改善し、正常な健康を取り戻すことが目的となります。

Q4 答え **C**

精油（エッセンシャルオイル）の定義（AEAJ 精油の定義）を覚えておきましょう。アロマテラピーの基本となるものです。

Q5 答え **D**

「芳香蒸留水」には水溶性の芳香成分が微量に溶け込んでおり、香りがあります。

1 検定試験ガイダンス

2 アロマテラピーの基礎レッスン

3 精油の心身への作用と基本

4 アロマテラピーの歴史をたずねて

5 問題集

Q6 答え B

圧搾法で得られた精油は、搾りカスなどの不純物が混ざる場合があり、また、変質しやすい成分も多いので、他の製造法の精油に比べて品質の劣化が早くなります。

Q7 答え A

B：圧搾法は、主にかんきつ類の果皮から精油を得るときに使用されます。
C：現在の圧搾法では、機械のローラーで圧搾してから遠心法で精油を分離させる、低温圧搾（コールドプレス）という方法が用いられています。
D：果皮から精油が抽出される植物は、圧搾法が適しているといわれています。

Q8 答え B

B：収れん作用は、皮膚をひきしめる作用です。
D：抗真菌作用は、カビや酵母などの真菌の増殖を抑える作用です。

Q9 答え D

A：誘引効果は、昆虫などの生物を引き寄せる効果です。
B、C：抗真菌効果はカビ（真菌）、抗菌効果は有害な細菌が植物に発生するのを防ぐ効果です。精油はほかにもさまざまな効果を発揮するといわれています。

Q10 答え B

A：皮膚の潤いを保って、乾燥を防ぐ作用は保湿作用です。
C：身体の痛みを和らげる作用は、鎮痛作用です。
D：神経系の働きを鎮める作用です。

Q11 答え D

学名とは、学術名を指します。生物につけられる世界共通の名称で、属名と種小名によって構成されます。科名は生物を分類するうえでの、階級の一つです。

Q12 答え A

A：どちらもシソ科です。
B：ユーカリはフトモモ科、フランキンセンスはカンラン科です。
C：ラベンダーはシソ科、ティートリーはフトモモ科です。
D：ゼラニウムはフウロソウ科、スイートオレンジはミカン科です。

Q13　答え C

学名が「海のしずく」という意味をもつのは、ローズマリー精油です。

Q14　答え D

ゼラニウム精油はローズの精油と共通する成分を含み、ややローズのような香りがします。

Q15　答え D

ラテン語の「lavo」や「lividus」に由来するといわれる学名は『Lavandula』です。

Q16　答え C

精油の量は、5滴×0.05㎖（1滴）＝0.25㎖、植物油の量は、0.25㎖÷0.01（1％）＝25㎖で求められます。

Q17　答え B

A：かんきつ系精油ですが、光毒性はありません。
C：抽出部位は果皮です。
D：原料植物はミカン科です。

Q18　答え B

2級で学習する精油で、樹脂から抽出されるのはフランキンセンス精油のみです。

Q19　答え C

原料植物がフウロソウ科に属するのは、ゼラニウム精油のみです。

Q20　答え B

A：ラベンダー精油は、花から抽出されます。
B：レモン精油は、果皮から抽出されます。
C：ペパーミント精油は、葉から抽出されます。
D：ゼラニウム精油は、葉から抽出されます。

Q21 答え D

光毒性はありません。皮膚刺激があるので、希釈濃度に注意します。

Q22 答え A

B：ペパーミント精油の抽出部位は葉です。
C：ゼラニウム精油の抽出部位は葉です。
D：ユーカリ精油の抽出部位は葉です。

Q23 答え B

A：原料植物がカンラン科に属するのは、フランキンセンス精油などです。
C：原料植物がシソ科に属するのは、ペパーミント精油やラベンダー精油、ローズマリー精油などです。
D：原料植物がフウロソウ科に属するのは、ゼラニウム精油のみです。

Q24 答え C

「コショウのような」という学名をもちますが、香りには清涼感があります。

Q25 答え D

原料植物のスイートオレンジに、クローブを刺してスパイス類をまぶしたのが、魔よけの香りの「オレンジ・ポマンダー」です。

Q26 答え A

2級で学習する精油のうち、圧搾法で得られるのはスイートオレンジ精油とレモン精油のみです。

Q27 答え C

光毒性があるため注意が必要なのはレモン精油です。

Q28　答え A

オーストラリア原産のユーカリの中で、代表的な種は *globulus* 種です。

Q29　答え B

A：フランキンセンス精油の抽出部位は樹脂です。
C：ラベンダー精油の抽出部位は花です。
D：ユーカリ精油の抽出部位は葉です。

Q30　答え B

A：科名は「フトモモ科」です。
B：主な抽出部位は「葉」です。
C：ハーブティーとして愛飲されているのはペパーミントです。
D：アボリジニの治療薬として使われていたのはティートリーです。

Q31　答え A

精油は原液のままだと刺激が強いため、直接皮膚に塗ってはいけません。

Q32　答え C

A：精油の原液が皮膚に付着した場合は、すぐに清潔な大量の流水で洗い流します。
B：AEAJ では、精油を飲用して摂取することをすすめていません。
C：芳香浴法以外を利用してはいけません。
D：3 歳以上の子どもでも、大人の 10 分の 1 程度から精油を使用し、2 分の 1 程度を限度にします。

Q33　答え C

A：精油は揮発し成分が変化するので、必ずふたをしっかり閉めて保管します。
B：精油の保存期限は、開封後 1 年以内とされています。ただし、かんきつ系の精油は成分変化が起きやすい（劣化が早い）ので注意が必要です。
D：湿気を避けて保管します。

1 検定試験ガイダンス

2 アロマテラピーの基礎レッスン

3 精油の基本と心身への作用

4 アロマテラピーの歴史をたずねて

5 問題集

(Q34) 答え B
A：光毒性とは、精油成分の一部が強い紫外線に反応して毒性を示す性質です。
C：光毒性に注意が必要な精油は、グレープフルーツ、ベルガモット、レモンです。
　　同じかんきつ系のスイートオレンジには光毒性がありません。
D：抽出部位が果皮である、一部の精油がもつ性質です。

(Q35) 答え B
ティートリー精油のほかにも、ペパーミント、ユーカリなどの精油は皮膚刺激に注意します。

(Q36) 答え C
AEAJ では、３歳未満の幼児に対しては、芳香浴法の利用のみ認めています。

(Q37) 答え A
半身浴法はみぞおちまで浸かる沐浴法の一種で、心臓や循環器系の負担が少なく、全身をゆっくり温め、長く浸かることができる方法です。

(Q38) 答え A
A：部屋の広さや、精油の種類などに応じて、精油の使用量を加減します。
B：芳香浴法は、使用目的に沿っていつでも行えます。
C：ティッシュなどに精油を１〜２滴落として香りを楽しむ方法もあります。
D：香りを感じにくくなるため、閉め切った部屋では換気が必要です。

(Q39) 答え A
ほかに、葉から水蒸気蒸留法で得られる精油に、ゼラニウム、ユーカリ、ペパーミント、ローズマリーがあります。

(Q40) 答え D
長時間行うことは避けます。

(Q41) 答え A
希釈濃度が1%の精油の滴数は、「(素材量× 0.01) ÷ 0.05」という式で求められます。

(Q42) 答え D
保存期間は水を含むものが1〜2週間、オイルやクリームは約1か月程度です。

(Q43) 答え A
レモンはインド、または中国からミャンマーが原産とされ、十字軍の兵士が持ち帰り、ヨーロッパへ広めたとされています。

(Q44) 答え C
A：AEAJが考案した概念です。
B：植物の香りによってもたらされる、心豊かで心地よい環境のことです。
D：精油だけでなく、植物の香りによってもたらされる環境のことです。

(Q45) 答え D
A：1996年4月に、前身となる日本アロマテラピー協会（AAJ）が設立されました。
B：社団法人に昇格したのは、2005年4月です。
C：自然の香りある心地よい環境（アロマ環境）作りを推進しています。

(Q46) 答え C
マルグリット・モーリーが提唱した、精神と肉体のアンバランスを正常化するという方法論を、のちにホリスティック・アロマテラピーと呼ぶようになりました。

Q47 答え D

光合成では、太陽エネルギーを用いて水と二酸化炭素を炭水化物と酸素に変換します。これを一次代謝といいます。一次代謝で合成した炭水化物から、植物は有機化合物を作ります。これを二次代謝といいます。

Q48 答え D

植物油に分類される素材には、スイートアーモンド油、アルガン油、マカデミアナッツ油、オリーブ油があります。ちなみにホホバ油は、植物ロウ（植物性ワックス）です。

Q49 答え D

シアーバターは、アカテツ科のシアーバターノキの実からとれるバター状の油脂で、現地では古くから筋肉痛ややけどの治療に使われてきました。皮膚に浸透しやすく、蒸発しにくいため、保湿クリームを作るのに向いています。

Q50 答え B

クレイは、パックなどに用いられる粘土のことで、吸着・収れん作用があります。

Q51 答え C

A：オイルの保存期限は1か月が目安です。
B：ラベルには、作製日も記入します。
D：フェイス用で使用する場合は、0.1〜0.5%以下の濃度にします。

Q52 答え C

キャベジローズはローズ（アブソリュート）の原料植物名、ローズオットーの原料植物名はダマスクローズです。

Q53 答え A

B：スイートアーモンド油のことです。
C：マカデミアナッツ油のことです。
D：ホホバ油のことです。

Q54　独特な香りのフランキンセンス精油、樟脳のような鼻に抜ける香りのローズマリー
精油、スーッとしたにおいのティートリー精油、清涼感のあるユーカリ精油など、
それぞれの香りの特徴をつかみましょう。

Q55　ラベンダー、ゼラニウム、レモン、スイートオレンジはそれぞれ特色ある香りです。
ローズに似た香りのゼラニウム精油、ややワックス感のあるかんきつの皮のような
香りのレモン精油、優しいフローラル系の香りのラベンダー精油、さわやかなかん
きつ系の香りのスイートオレンジ精油など、それぞれの香りの特徴をつかみましょ
う。

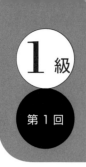
1級 アロマテラピー 検定模擬試験

第1回

1級の試験問題は全70問。試験時間は70分です。
解答には別冊 p.38 のマークシート式解答用紙を使いましょう。
※イラストの問題は、実際の試験では写真で出題されます。

*解答&解説は、p.192〜201

🌱 **香りテストについて**

アロマテラピー検定試験1級では、香りを嗅ぎ込み、正しいと思われる精油名を答える問題が毎回4問程度出題されます。

また、配点も高くなっていますので、重要なポイントです。

お友達や家族の方に協力してもらい、正解となる精油をムエット（試香紙）にそれぞれ1滴ずつたらしてもらいましょう。

※ただし、ジャーマンカモミール、サイプレス、サンダルウッド、ジャスミン（アブソリュート）、ネロリ、パチュリ、ブラックペッパー、ベチバー、ベンゾイン（レジノイド）、ミルラ、メリッサ、ローズ（アブソリュート）、ローズオットーの13種は、香りテストの対象外となります。

Q1 以下のイラストの、バンレイシ科に属する原料植物から得られる精油を1つ選びなさい。

A：フランキンセンス

B：サンダルウッド

C：クラリセージ

D：イランイラン

Q2 AEAJ が定義するアロマテラピーの目的として、誤ったものを1つ選びなさい。

A：リラクセーションやリフレッシュに役立てる。

B：病気の治療を行う。

C：身体や精神の恒常性の維持と促進を図る。

D：身体や精神の不調を改善し、正常な健康を取り戻す。

Q3 精油の製造法について、誤ったものを1つ選びなさい。

A：揮発性有機溶剤抽出法で最終的に得られるものを、「アブソリュート」と呼ぶ。

B：低温圧搾は、精油を遠心法で分離する方法のことである。

C：水蒸気蒸留法では「コンクリート」が得られる。

D：水蒸気蒸留法には適さない植物も存在する。

Q4 揮発性有機溶剤抽出法に関係のないものを1つ選びなさい。

A：石油エーテル

B：コールドプレス

C：アブソリュート

D：コンクリート

Q5 精油成分の伝達経路について、正しいものを1つ選びなさい。

A：嗅覚器から脳へ伝わる経路

B：耳から脳へ伝わる経路

C：皮膚から脳へ伝わる経路

D：目から脳へ伝わる経路

Q6 精油の香りが嗅覚器から大脳辺縁系へ伝わる経路について、正しいものを1つ選びなさい。

A：嗅毛→嗅神経→嗅細胞→嗅球→大脳辺縁系

B：嗅細胞→嗅毛→嗅神経→嗅球→大脳辺縁系

C：嗅毛→嗅細胞→嗅神経→嗅球→大脳辺縁系

D：嗅細胞→嗅毛→嗅球→嗅神経→大脳辺縁系

Q7 大脳辺縁系に含まれるものとして正しいものを1つ選びなさい。

A：海馬

B：前頭葉

C：自律神経

D：嗅球

Q8 精油の性質について、誤ったものを1つ選びなさい。

A：芳香性がある。

B：揮発性がある。

C：水溶性である。

D：引火性がある。

Q9 精油について、正しいものを1つ選びなさい。

A：天然の物質なので、100％安全である。

B：天然の物質なので酸化しない。

C：植物の光合成で作られた、一次代謝産物である。

D：植物が作り出した二次代謝産物である。

Q10 精油の作用について、正しいものを1つ選びなさい。

A：抗菌作用とは、ウイルスの増殖を抑える作用である。

B：利尿作用とは、尿の量を抑える作用である。

C：収れん作用とは、血管をひきしめる作用である。

D：免疫賦活作用とは、免疫の働きを強め、活性化する作用である。

Q11 水蒸気蒸留法について、誤ったものを1つ選びなさい。

A：植物の芳香物質を気化させて精油を得る方法である。

B：香りや成分を損なわない方法である。

C：製造する際に、「芳香蒸留水」を得ることができる。

D：水蒸気が冷やされて液化すると、水と精油の2層に分離される。

Q12 植物の香り成分の役割として、誤ったものを1つ選びなさい。

A：誘引効果

B：収れん効果

C：忌避効果

D：抗真菌・抗菌効果

Q13 精油について、正しいものを1つ選びなさい。

A：植物の芳香物質を取り出したものである。

B：精油のもととなる植物は、科名で分類されている。

C：学名は科名と属名によって構成される。

D：揮発性がない。

Q14 以下のイラストの原料植物から抽出され、抽出部位が葉である精油を1つ選びなさい。

A：スイートオレンジ

B：ローマンカモミール

C：スイートマージョラム

D：パチュリ

Q15 精油の製造法について、正しいものを1つ選びなさい。
A：ネロリ……………………………圧搾法
B：ローズオットー………………揮発性有機溶剤抽出法
C：ローズ（アブソリュート）…水蒸気蒸留法
D：レモングラス…………………水蒸気蒸留法

Q16 精油の原料植物名で正しいものを1つ選びなさい。
A：ベンゾイン（レジノイド）の原料植物名は、アンソクコウノキである。
B：ネロリ精油の原料植物名は、スイートオレンジである。
C：ミルラ精油の原料植物名は、ミルラである。
D：ペパーミント精油の原料植物名は、ミントである。

Q17 精油の原料植物について、正しいものを1つ選びなさい。
A：サイプレス精油の原料植物は、「天高く昇る聖木」とされている。
B：ミルラ精油の原料植物は保留剤として使われている。
C：フランキンセンス精油の原料植物は、衣類の虫よけとして使われていた。
D：クラリセージ精油の原料植物は、洋酒の「ジン」の香りづけに使われていた。

Q18 ティートリー精油に関する記述で、誤ったものを1つ選びなさい。
A：ライムやライラックの花のような、スーッとしたさわやかな香り。
B：ユーカリと同じ科名である。
C：紅茶の香りがするので、ティートリーと呼ばれるようになった。
D：オーストラリアの先住民族たちに伝統的な治療薬として利用されていた。

Q19 精油について、正しいものを1つ選びなさい。
A：スイートオレンジ精油は、光毒性がある。
B：レモングラス精油にはフロクマリン類が含まれ、光毒性がある。
C：メリッサ精油は、ジンジャーとレモンの香りを混ぜたような力強い香り。
D：ジュニパーベリーの球果は、古くから洋酒のジンの香りづけに用いられてきた。

Q20 ラベンダー精油について、誤ったものを 1 つ選びなさい。

A：原料植物はシソ科に属する。

B：原料植物の学名は、ラテン語の「lividus（青みがかった鉛色）」に由来する。

C：ラバンディン精油とも呼ばれる。

D：抽出部位は花である。

Q21 ベチバー精油について、正しいものを 1 つ選びなさい。

A：別名セイヨウハッカという。

B：ジャワ島などでは、原料植物の根が織物として扇や敷物に用いられていた。

C：甘い、バニラに似た香りである。

D：葉に精油成分が含まれている。

Q22 スイートマージョラム精油について、正しいものを 1 つ選びなさい。

A：原料植物の別名は「マツリカ」である。

B：「マージョラム」という名前は、ラテン語の「major（より大きい・重要な）」に由来する。

C：原料植物は、地中海沿岸が原産の一年草である。

D：精油製造法は、圧搾法である。

Q23 ゼラニウム精油について、正しいものを 1 つ選びなさい。

A：原料植物は「ダマスクローズ」と呼ばれる。

B：多年草の植物である。

C：原料植物はイネ科に属する。

D：抽出部位は花と葉である。

Q24 精油と原料植物の科名の組み合わせで正しいものを 1 つ選びなさい。

A：ジュニパーベリー……………………………マツ科

B：ジャスミン（アブソリュート）………………フウロソウ科

C：フランキンセンス……………………………カンラン科

D：メリッサ………………………………………ミカン科

Q25 以下のイラストの心材から抽出される精油を1つ選びなさい。
A：ローズマリー
B：ベンゾイン（レジノイド）
C：サンダルウッド
D：イランイラン

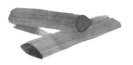

Q26 グレープフルーツ精油について、誤ったものを1つ選びなさい。
A：精油成分に、光毒性（ひかりどく）をもつフロクマリン類が含まれている。
B：香りは、やや酸味のある甘い香りを醸し出している。
C：かんきつ系であるが、葉の部分から精油が得られる。
D：名前は、果実がブドウのように房状につくことに由来している。

Q27 精油の原料植物について、正しいものを1つ選びなさい。
A：ティートリーは *globulus* 種が代表的である。
B：レモンは魔よけの香りのポマンダーに使われるかんきつ系植物である。
C：イランイランは、現地の言葉で「花の中の花」を意味する。
D：ベルガモットは、学名がギリシャ語の「ミツバチ」に由来する。

Q28 濃い青色をしている精油を1つ選びなさい。
A：ジャスミン（アブソリュート）
B：ローズ（アブソリュート）
C：ローマンカモミール
D：ジャーマンカモミール

Q29 揮発性有機溶剤抽出法（き はつせいゆう き ようざいちゅうしゅつ）で抽出される精油を1つ選びなさい。
A：ジャスミン（アブソリュート）
B：ラベンダー
C：レモン
D：ブラックペッパー

Q30 抽出部位が「花」である精油を1つ選びなさい。
A：レモン
B：サンダルウッド
C：ミルラ
D：クラリセージ

Q31 ローズオットー精油について、誤ったものを1つ選びなさい。
A：精油製造法は、揮発性有機溶剤抽出法である。
B：低温で固まる性質がある。
C：ローズ（アブソリュート）に比べ、香り立ちが華やかで、ややフルーティー感がある。
D：たくさんの花からわずかな量しかとれない。

Q32 ベンゾイン（レジノイド）について、正しいものを1つ選びなさい。
A：水蒸気蒸留法で抽出される。
B：バニラのような甘い香りがする。
C：暑く乾燥した地域に育つ低木である。
D：イエス・キリストに捧げられた香りの一つである。

Q33 精油を扱う際の注意点として、誤ったものを1つ選びなさい。
A：精油の原液が直接皮膚についたときは、エタノールで拭き取る。
B：精油は飲んではいけない。
C：精油を目に入れてはいけない。
D：子どもやペットの届かない場所に保管する。

Q34 次の記述の空欄（　a　）に入る言葉を1つ選びなさい。
"精油の保存容器は、（　a　）が最適である。"
A：透明なガラス容器
B：遮光性のプラスチック容器
C：遮光性のガラス容器
D：透明なプラスチック容器

Q35 <ruby>光毒性<rt>ひかりどく</rt></ruby>のある精油を1つ選びなさい。
A：スイートオレンジ
B：ネロリ
C：ジャスミン（アブソリュート）
D：グレープフルーツ

Q36 精油を扱う際の注意点として、正しいものを1つ選びなさい。
A：原液を皮膚につけないようにする。
B：飲用する際は<ruby>希釈<rt>きしゃく</rt></ruby>する。
C：遮光ビンに入れれば、日が当たる場所でも保管できる。
D：うがいに使用してもよい。

Q37 皮膚刺激に特に注意が必要な精油を1つ選びなさい。
A：ラベンダー
B：ティートリー
C：サイプレス
D：ローズマリー

Q38 ボディトリートメントを行う際の希釈濃度として、正しいものを1つ選びなさい。
A：0.5％以下
B：1％以下
C：2％以下
D：3％以下

Q39 ハチミツについて、誤ったものを1つ選びなさい。
A：皮膚をやわらかくする効果がある。
B：保湿作用がある。
C：抗炎症作用がある。
D：パックの素材として使われる。

1 検定試験ガイダンス

2 アロマテラピーの基礎レッスン

3 精油の心身への基本と作用

4 アロマテラピーの歴史をたずねて

5 問題集

Q40 芳香浴法について、正しいものを 1 つ選びなさい。

A：精油成分を鼻や口から吸入する方法である。

B：血行を促進する。

C：皮膚に潤いを与える。

D：精油を拡散して香りを楽しむ方法である。

Q41 トリートメント法の効果として、誤ったものを 1 つ選びなさい。

A：リラクセーション

B：保湿

C：血行促進

D：温熱効果

Q42 素材の説明として、正しいものを 1 つ選びなさい。

A：重曹とは、炭酸水素ナトリウムのことである。

B：エタノールは油脂のグリセリドからとれる。

C：クレイには発汗作用がある。

D：天然塩には、保湿作用、抗炎症作用がある。

Q43 植物油 20 ㎖に対して、希釈濃度が 1％となる精油の滴数を選びなさい（ただし、精油 1 滴を 0.05 ㎖とする）。

A：1 滴

B：2 滴

C：4 滴

D：6 滴

Q44 芳香蒸留水について、誤ったものを 1 つ選びなさい。

A：水蒸気蒸留法で得られる。

B：芳香成分が溶け込んでいる。

C：揮発性有機溶剤抽出法で得られる。

D：ローズなどの芳香蒸留水が市販されている。

Q45 呼吸器系の不調を緩和するアロマテラピーの利用法を 1 つ選びなさい。

A：沐浴法

B：トリートメント法

C：芳香浴法

D：吸入法

精油の肌への作用ではないものを1つ選びなさい。

A：肌の鎮静作用

B：肌表面の制菌・抗炎症作用

C：線維芽細胞に対するコラーゲン産生促進作用

D：ニキビの炎症抑制作用

 ホメオスタシスの維持に大切なことに対して、適切ではないものを1つ選びなさい。

A：栄養

B：運動

C：女性ホルモン

D：休息

 女性ホルモンのエストロゲン分泌量のピークについて正しいものを1つ選びなさい。

A：20 ～ 30 代

B：10 代

C：40 代

D：50 代

 良質な睡眠のための室内環境として誤っているものを1つ選びなさい。

A：室内温度は、夏は 25 ～ 28℃、冬は 18 ～ 23℃。

B：湿度は 80 ～ 90%。

C：強い光が直接目に入らないようにする。

D：香りを利用して心地よい空間を演出する。

睡眠について、正しいものを1つ選びなさい。

A：睡眠のカギを握るのは、「運動神経」である。

B：副交感神経が過剰な状態だと、睡眠の質が落ちる。

C：38 ～ 40℃のお湯にゆっくり浸かると、よい睡眠に導かれる。

D：深部体温が下がらないうちにすぐ入眠するとよい。

Q51 吸入法（蒸気を用いる方法）について誤っているものを1つ選びなさい。

A：精油の香りを鼻や口から吸い込む方法である。

B：鼻詰まり・喉ケアに向いている方法である。

C：立ち上がる蒸気とともに、香りを吸い込む方法である。

D：目を開けて、むせないように注意して行った。

Q52 アロマトリートメントのメリットについて誤っているものを1つ選びなさい。

A：精油の香りとトリートメントによる相乗効果が期待できる。

B：ストレスによる緊張を和らげる。

C：精油を直接皮膚につけてから、植物油でトリートメントを行う。

D：血液やリンパ液の流れをよくし、余分な水分や老廃物を排出させる。

Q53 「医学の父」と呼ばれた人物を1つ選びなさい。

A：ガレノス

B：ヒポクラテス

C：ディオスコリデス

D：プリニウス

Q54 アロマテラピーの歴史について、誤ったものを1つ選びなさい。

A：修道女のヒルデガルトは、現代のドイツ植物学の基礎を築いた。

B：イブン・シーナーは、芳香蒸留水を治療に用いた。

C：16世紀頃のヨーロッパでは、植物から治療薬として精油がとられるようになった。

D：ルネ・モーリス・ガットフォセは、「アロマテラピー」という用語を造語した。

Q55 『Le capital 'Jeunesse'（最も大切なもの…若さ）』を著した人物名を1つ選びなさい。

A：ジャン・バルネ

B：マルグリット・モーリー

C：ニコラス・カルペッパー

D：ジョン・ジェラード

Q56 「植物学の祖」といわれた古代ギリシャの哲学者の名前を1つ選択しなさい。

A：ヒポクラテス

B：テオフラストス

C：ガレノス

D：プリニウス

Q57 中国で最も有名な薬草学書である『神農本草経』について誤っているものを1つ選びなさい。

A：「本草学」は、のちの中国美容法として発展していった。

B：薬物について書かれた本を「本草書」という。

C：「神農」とは、中国の神話にある「農業神」のことである。

D：陶弘景が『神農本草経集注』として再編さんした。

Q58 ディオスコリデスと深く関係するものを1つ選びなさい。

A：「キフィ」

B：「マテリア・メディカ」

C：「植物学の祖」

D：「医学の父」

Q59 AEAJのアロマセラピスト資格しか持っていないのに、サロンで治療行為を行っている場合に、かかわる法律を1つ選びなさい。

A：製造物責任法

B：消防法

C：医師法

D：医薬品医療機器等法

Q60 免許をもたない者が、指圧・マッサージなどの医業類似行為を行うことを禁止する法律を1つ選びなさい。

A：消防法

B：医師法

C：景品表示法

D：あん摩マツサージ指圧師、はり師、きゆう師等に関する法律

①
検定試験
ガイダンス

②
アロマテラピー
の基礎
レッスン

③
精油の
心身への
基本と
作用

④
アロマテラピー
の歴史を
たずねて

⑤
問題集

以下の文章を読み、Q61～63の問いに答えなさい。

> ゆみこさんは、風邪気味で、喉が痛くなり、吸入法を試してみようと思い、ユーカリ精油で早速蒸気による吸入法を行いました。また携帯用には、ユーカリとティートリー、ラベンダーのアロマスプレーを作成し、風邪の予防に役立てています。

Q61 吸入法（蒸気）に関して、誤ったものを１つ選びなさい。
A：目を閉じてむせないよう注意して行った。
B：ユーカリは香りが強いので、少なめの２滴で行った。
C：咳が出はじめたので、長時間ゆっくりと行った。
D：深呼吸するように、口や鼻からゆっくり吸い込んだ。

Q62 ゆみこさんがアロマスプレーに使用した、清涼感のある香りで化粧品や食品香料として広く用いられているユーカリ精油の主な抽出部位を１つ選びなさい。
A：葉　　B：花　　C：樹脂　　D：根

Q63 ゆみこさんが行った吸入法により、嗅ぎ込んだユーカリの香りを認識する脳の部位を１つ選びなさい。
A：海馬　　　　B：扁桃体
C：前頭葉　　　D：大脳辺縁系

以下の文章を読み、Q64～66の問いに答えなさい。

> てつおさんは、プロアスリートマネージャーとして海外遠征に頻繁に出かける機会があります。最近疲労がたまり、アロマテラピートリートメントを受けたところ、心からリラックスし、とてもよく眠ることができました。アロマセラピストのアドバイスから、精油をアスリートのコンディショニングに利用することにし、今は自律神経について勉強しています。

Q64 てつおさんは、自律神経に関して下記のようにまとめました。以下の（　　）に当てはまる語句の組み合わせで正しいものを１つ選びなさい。
自律神経には、交感神経と副交感神経があり、脳や身体が活発に活動しているときには（①　　　）が、リラックスしているときは、（②　　　）が優位になり、一日の中で両方の（③　　　）がとれているのが理想です。
A：①副交感神経　　②バランス　　③交換神経
B：①交感神経　　　②副交感神経　　③バランス
C：①交感神経　　　②バランス　　③副交感神経
D：①副交感神経　　②交感神経　　③バランス

Q65

自律神経のバランス調節を行う脳の部位を1つ選びなさい。

A：海馬

B：視床下部

C：扁桃体

D：前頭葉

Q66

てつおさんは、副交感神経に働きかけ、リラックス効果を高める精油を探しました。正しいものを1つ選びなさい。

A：ローズマリー

B：ペパーミント

C：ユーカリ

D：ラベンダー

Q67

配布された香りサンプルの精油名を、次の中から1つ選びなさい。

A：ベルガモット

B：クラリセージ

C：ユーカリ

D：フランキンセンス

Q68

配布された香りサンプルの精油名を、次の中から1つ選びなさい。

A：スイートオレンジ

B：ローズマリー

C：レモングラス

D：スイートマージョラム

Q69

配布された香りサンプルの精油名を、次の中から1つ選びなさい。

A：ローマンカモミール

B：クラリセージ

C：グレープフルーツ

D：レモン

Q70

配布された香りサンプルの精油名を、次の中から1つ選びなさい。

A：ティートリー

B：フランキンセンス

C：ラベンダー

D：スイートマージョラム

1
検定試験
ガイダンス

2
アロマテラピー
の基礎
レッスン

3
心身への基本と
精油の作用と

4
アロマテラピー
の歴史を
たずねて

5
問題集

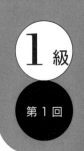

1級 アロマテラピー検定模擬試験

第1回

解答＆解説

●配点… 香りテスト　各4点
　　　　その他　　　各1点

Q1 答え **D**

A：フランキンセンス（オリバナム／乳香）精油の原料植物は、カンラン科です。
B：サンダルウッド精油の原料植物は、ビャクダン科です。
C：クラリセージ精油の原料植物は、シソ科です。

Q2 答え **B**

美と健康を増進するという目的があります。

Q3 答え **C**

A：花から得られたものを「アブソリュート」、主に樹脂などから得られたものを「レジノイド」といいます。
C：「コンクリート」は、揮発性有機溶剤抽出法で得られる半固体状のものです。
D：熱と水にさらされる水蒸気蒸留法では、植物によっては植物本来の香りや成分が失われるため、適さない植物も存在します。

Q4 答え **B**

コールドプレスとは低温圧搾のことで、圧搾法の一種です。

Q5 答え **A**

精油成分は、嗅覚器から脳へ伝わります。

Q6 答え **C**

精油の香り（精油成分）は、嗅細胞（嗅神経細胞）で電気的信号（インパルス）に変換されてから、嗅球で情報を整理され、嗅皮質へ伝わります。

Q7　答え A

大脳辺縁系には海馬や扁桃体、視床下部などが含まれます。

Q8　答え C

精油には親油性（脂溶性）があり、油脂によく溶けますが、水にはあまり溶けません。

Q9　答え D

A：天然の物質ですが、絶対に安全というわけではありません。
B：精油は、空気中の酸素に触れると酸化します。
C：精油は植物が作り出した二次代謝産物です。

Q10　答え D

A：抗菌作用は、細菌の増殖を抑える作用です。
B：利尿作用は、尿の排泄を促進する作用です。
C：収れん作用は、皮膚をひきしめる作用です。

Q11　答え B

熱と水にさらされるので、植物によっては、本来の香りや成分が失われるものもあります。

Q12　答え B

A：誘引効果とは、昆虫などの生物を引き寄せる効果です。
B：芳香物質に、収れん効果はありません。
C：忌避効果とは、昆虫などの生物を遠ざけ、摂食されることを防ぐ効果です。
D：抗真菌・抗菌効果とは、カビなどの真菌や有害な細菌の発生を防ぐ効果です。

Q13　答え A

B：学名で分類されています。
C：学名は属名と種小名から構成されます。
D：精油は揮発性の芳香物質です。

Q14　答え C

A：スイートオレンジの抽出部位は果皮です。
B：ローマンカモミール精油の抽出部位は花です。
D：パチュリ精油の抽出部位も葉です。

(Q15) 答え D

A：ネロリの製造法は、水蒸気蒸留法です。
B：ローズオットーの製造法は、水蒸気蒸留法です。
C：ローズ（アブソリュート）の製造法は、揮発性有機溶剤抽出法です。

(Q16) 答え A

B：ネロリ精油の原料植物名はビターオレンジです。
C：ミルラの原料植物名はモツヤクノキ、モツヤクジュです。
D：ペパーミント精油の原料植物名はペパーミントです。

(Q17) 答え A

B：ミルラ（マー／没薬）の原料植物は、歯磨き剤などの香りづけに使われています。保留剤に使われているのはベンゾイン（レジノイド）の原料植物です。
C：衣類の虫よけとして使われたのは、パチュリ精油の原料植物です。
D：「ジン」の香りづけとして使われたのは、ジュニパーベリー精油の原料植物です。

(Q18) 答え C

先住民族のアボリジニに、お茶として飲まれていた植物の一種だったため、ティートリーと呼ばれるようになったとされています。

(Q19) 答え D

A：スイートオレンジの精油には光毒性がありません。
B：レモングラス精油には、光毒性はありません。
C：メリッサ精油はさわやかでややハーバル感のある香りです。

(Q20) 答え C

B：その他、「lavo（洗う）」にも由来するといわれています。
C：ラバンディンは、ラベンダーとスパイクラベンダーの交雑種です。ラベンダー精油は主に angustifolia（officinalis）種から得られ、これは「真正ラベンダー」とも呼ばれています。

(Q21) 答え B

A：原料植物のベチバーの別名は、「カスカスガヤ」です。
C：重厚なオリエンタル調の香りがします。バニラに似た香りをもつのは、ベンゾイン（レジノイド）です。
D：葉には精油をほとんど含まず、根に含まれています。

Q22

答え **B**

A：別名は「マヨラナ」です。

C：多年草の植物です。

D：精油製造法は、水蒸気蒸留法です。

Q23

答え **B**

A：ゼラニウムの原料植物名は「ローズゼラニウム」です。

C：原料植物はフウロソウ科に属します。

D：抽出部位は葉です。

Q24

答え **C**

A：ジュニパーベリー精油の原料植物は、ヒノキ科です。

B：ジャスミン（アブソリュート）精油の原料植物は、モクセイ科です。

D：メリッサ精油の原料植物は、シソ科です。

Q25

答え **C**

A：ローズマリー精油の抽出部位は葉です。

B：ベンゾイン（レジノイド）精油の抽出部位は樹脂です。

D：イランイラン精油の抽出部位は花です。

Q26

答え **C**

他のかんきつ系精油と同様に、抽出部位は果皮です。

Q27

答え **C**

A：*globulus* 種が代表的なのはユーカリです。

B：スイートオレンジの原料植物である、スイートオレンジが使われます。

D：学名がギリシャ語の「ミツバチ」に由来するのはメリッサです。

Q28

答え **D**

A、B：ジャスミン精油は茶色、ローズ（アブソリュート）は、赤褐色です。

C：ローマンカモミールは、淡い黄色です。

D：ジャーマンカモミールの濃い青色は、特徴成分のカマズレンの色です。

Q29

答え **A**

B：ラベンダー精油の製造法は、水蒸気蒸留法です。

C：レモン精油の製造法は、圧搾法です。

D：ブラックペッパー精油の製造法は、水蒸気蒸留法です。

① 検定試験ガイダンス

② アロマテラピーの基礎レッスン

③ 精油の心身への基本作用と

④ アロマテラピーの歴史をたずねて

⑤ 問題集

Q30 答え D

A：レモン精油の抽出部位は果皮です。
B：サンダルウッド精油の抽出部位は心材です。
C：ミルラの抽出部位は樹脂です。

Q31 答え A

ローズオットーは、水蒸気蒸留法で抽出されます。

Q32 答え B

A：ベンゾイン（レジノイド）は、揮発性有機溶剤抽出法で抽出されます。
B：バニラと共通する成分を含むため、バニラのような甘い香りがします。
C：熱帯雨林に育つ高木です。
D：イエス・キリストに捧げられたのは、フランキンセンスとミルラです。

Q33 答え A

原液が皮膚についたときは、すぐに清潔な大量の流水で洗い流します。

Q34 答え C

精油が熱や光によって劣化しない、遮光性のあるガラス容器が最適です。ふたをしっかり閉め、ビンを立てて冷暗所で保管します。

Q35 答え D

ほかにも、ベルガモット精油やレモン精油があります。

Q36 答え A

B：希釈したものであっても、飲んではいけません。
C：直射日光と湿気を避けて保管します。
D：他の食品と一緒に摂取することや、うがいに使うことはおすすめしません。

Q37 答え B

ほかにもイランイラン、ジャスミン（アブソリュート）、ブラックペッパー、ペパーミント、メリッサ、ユーカリ精油などがあります。

Q38

答え B

AEAJの目安では、ボディトリートメントオイルの希釈濃度は1%以下です。

Q39

答え A

A：皮膚をやわらかくする効果があるのは、グリセリンです。
D：パック以外にも、クリームやローションなどの素材として用いられます。

Q40

答え D

A：これは吸入法のことです。
B：これは沐浴法や、トリートメント法の効果です。
C：これはフェイシャルスチームの効果です。

Q41

答え D

温熱効果は、沐浴法における効果の一つです。

Q42

答え A

B：油脂のグリセリドからとれるのはグリセリンです。
C：クレイには吸収、吸着、収れん、被覆作用などがあります。
D：天然塩には、優れた発汗作用があります。保湿作用や抗炎症作用があるのは、ハチミツです。

Q43

答え C

植物油20mℓで、希釈濃度を1%にするための精油の量は20mℓ×0.01＝0.2mℓです。精油1滴は0.05mℓなので、0.2mℓ÷0.05mℓ＝4滴の精油が必要となります。

Q44

答え C

芳香蒸留水は水蒸気蒸留法の際に得られるもので、芳香成分がわずかに溶け込んでおり、ローズやラベンダーなどのものが市販されています。

Q45

答え D

吸入法は、精油成分を鼻や口から吸入することで呼吸器系の不調を緩和します。

Q46　答え A

鎮静作用は神経系の働きを鎮め、心と身体の働きをリラックスさせる作用です。

Q47　答え C

女性ホルモンはホメオスタシスの維持には直接関係ありません。

Q48　答え A

女性ホルモンのエストロゲン分泌量のピークは、20 〜 30 代です。

Q49　答え B

良質な睡眠のための室内環境として適切な湿度は 50 〜 60%です。

Q50　答え C

A：睡眠のカギを握るのは「自律神経」です。
B：「交感神経」が過剰な状態だと睡眠の質が落ちます。
D：深部体温が下がらないうちにすぐ入眠すると、体温が上昇したままになり、寝つきが悪くなります。

Q51　答え D

吸入法は、目を閉じて行います。

Q52　答え C

精油を直接肌につけることができないため、必ず植物油などで希釈して使用します。

Q53　答え B

A：ギリシャ人医学者のガレノスは、ヒポクラテス医学を基礎としながら、体系的な学問としての医学を築きました。
C：ギリシャ人医学者のディオスコリデスは、皇帝ネロの軍医を務め、『マテリア・メディカ（薬物誌）』を著しました。
D：古代ローマの博物学者、プリニウスは『博物誌』を著しました。

Q54

答え C

植物から、香料として精油がとられるようになりました。

Q55

答え B

A：ジャン・バルネは、『AROMATHERAPIE（植物＝芳香療法）』を著しました。
C：ニコラス・カルペッパーは、『The English Physician』を著しました。
D：ジョン・ジェラードは、『The Herball（本草書）』を著しました。

Q56

答え B

A：古代ギリシャ人医学者です。
C：古代ローマ時代のギリシャ人医学者です。
D：古代ローマ時代の軍人で、学者でもあり、『博物誌』を著しました。

Q57

答え A

「本草学」はのちの『中医学』として発展していきました。

Q58

答え B

ディオスコリデスは、古代ローマ時代のギリシャ人医学者で、皇帝ネロの軍医として各地へ遠征し、『マテリア・メディカ（薬物誌）』をまとめました。
A：キフィは古代エジプト時代の焚香のことです。
C：「植物学の祖」はテオフラストスです。
D：「医学の父」と呼ばれたのはヒポクラテスです。

Q59

答え C

医師法により、医師以外の人の診療行為は禁じられています。

Q60

答え D

マッサージを業として行うには、国家資格である「あん摩マッサージ指圧師」の免許が必要です。

Q61 答え C

咳やぜんそくが出ているときには、吸入法を行いません。

Q62 答え A

ユーカリ精油の主な抽出部位は「葉」です。

Q63 答え C

A：海馬は記憶を喚起する場所です。
B：扁桃体は、好みや感情を刺激する場所です。
D：大脳辺縁系は、海馬と扁桃体が存在する領域のことです。

Q64 答え B

自律神経には、副交感神経と交感神経があり、リラックスしているときには副交感神経が優位になります。交感神経が過剰に優位になるとストレスを感じます。

Q65 答え B

視床下部は、自律神経系、内分泌系、免疫系などのバランス調整を行います。

Q66 答え D

ラベンダー精油は、睡眠中の芳香浴により良質な睡眠が得られるとされています。

Q67

さわやかでややグリーンな印象のあるかんきつ系の香りはベルガモット精油、心地よい甘い香りはクラリセージ精油、清涼感のある香りはユーカリ精油、独特の強い香りが特徴なのはフランキンセンス精油です。それぞれの香りの特徴を嗅ぎ分けましょう。

Q68　スイートオレンジ精油、ローズマリー精油、スイートマージョラム精油はそれぞれ香りの中に甘さがあります。また、ジンジャーとレモンの香りを混ぜたような強い香りが特徴なのはレモングラス精油です。違いを意識して嗅いでみましょう。

Q69　フルーティな香りのローマンカモミール精油と、マスカットのような香りのクラリセージ精油は、香りが似ているところがあるので、注意して嗅ぎ分けましょう。また、グレープフルーツ精油とレモン精油はどちらもさわやかなかんきつ系の香りであるため、同じく嗅ぎ分けに注意が必要です。

Q70　草のような香りのティートリー精油と木のような香りのフランキンセンス精油、フローラルな香りのラベンダー精油とハーブや薬草のような香りのスイートマージョラム精油は、それぞれ香りが似ているところがあるので、注意して嗅ぎ分けましょう。

❶ 検定試験ガイダンス

❷ アロマテラピーの基礎レッスン

❸ 精油の基本と心身への作用

❹ アロマテラピーの歴史をたずねて

❺ 問題集

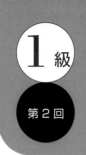
1級 アロマテラピー検定模擬試験

第2回

1級の試験問題は全70問。試験時間は70分です。
解答には別冊 p.39 のマークシート式解答用紙を使いましょう。
※イラストの問題は、実際の試験では写真で出題されます。

＊解答＆解説は、p.216〜224

🌱 香りテストについて

アロマテラピー検定試験1級では、香りを嗅ぎ込み、正しいと思われる精油名を答える問題が毎回4問程度出題されます。

また、配点も高くなっていますので、重要なポイントです。

お友達や家族の方に協力してもらい、正解となる精油をムエット（試香紙）にそれぞれ1滴ずつたらしてもらいましょう。

※ただし、ジャーマンカモミール、サイプレス、サンダルウッド、ジャスミン、ネロリ、パチュリ、ブラックペッパー、ベチバー、ベンゾイン（レジノイド）、ミルラ、メリッサ、ローズ（アブソリュート）、ローズオットーの13種は、香りテストの対象外となります。

Q1 別名をレモンバーム／セイヨウヤマハッカという、以下のイラストの原料植物から抽出される精油名を1つ選択しなさい。

A：メリッサ
B：ペパーミント
C：レモン
D：レモングラス

Q2 フランキンセンスの記述として、誤ったものを1つ選びなさい。

A：イエス・キリストの誕生時に、ミルラとともに捧げられた。
B：別名をオリバナム、乳香という。
C：原料植物の抽出部位は樹脂である。
D：原料植物はカンラン科に属し、精油製造法は揮発性有機溶剤抽出法である。

Q3 AEAJ による精油の定義について、誤ったものを1つ選びなさい。

A：植物の花や葉のみから抽出された天然素材である。
B：揮発性の芳香物質である。
C：各植物によって特有の香りと機能をもち、アロマテラピーの基本となるものである。
D：有効成分を高濃度に含有している。

Q4 アロマテラピーについて、正しいものを1つ選びなさい。

A：アロマテラピーは、病気の予防に役立たない。

B：アロマテラピーで、心身の不調が和らぐことはない。

C：美容には用いられていない。

D：子どもたちの「香育」や環境教育に用いられている。

Q5 皮膚から精油成分が吸収される経路について、誤ったものを1つ選び
なさい。

A：皮膚の表皮はバリア機能を備えている。

B：精油は水溶性なので、皮膚に浸透することができる。

C：精油成分は分子構造が小さいので、皮膚に浸透できる。

D：皮膚内で、ひきしめる働きをする精油成分もある。

Q6 精油成分が嗅覚器から脳へ伝わる仕組みについて、誤ったものを1つ
選びなさい。

A：におい成分を最初にとらえるのは、鼻の嗅上皮にある嗅繊毛である。

B：嗅細胞で受容された後は、変化することなく嗅神経を通る。

C：嗅繊毛には約400種類の嗅覚受容体がある。

D：情報がまとめられた後、神経シナプスを介して脳の奥に伝わる。

Q7 香りのイメージが作られ、においを認識する脳の部位を1つ選びなさ
い。

A：海馬

B：扁桃体

C：前頭葉

D：視床下部

Q8 精油の特性について、誤ったものを1つ選びなさい。

A：芳香性

B：揮発性

C：水溶性

D：引火性

Q9 精油について、正しいものを1つ選びなさい。

A：精油は植物が作り出した一次代謝産物である。

B：精油は天然の化学物質で、成分が変化することはない。

C：精油の抽出部位は、植物ごとに異なる。

D：精油は植物全体に含まれ、どの部位からも抽出できる。

Q10 精油の作用の組み合わせとして、誤ったものを1つ選びなさい。

A：抗ウイルス作用………ウイルスの増殖を抑える作用
B：免疫賦活作用…………免疫の働きを抑える作用
C：利尿作用………………尿の排泄を促進する作用
D：収れん作用……………皮膚をひきしめる作用

Q11 精油の製造法について、誤ったものを1つ選びなさい。

A：水蒸気蒸留法で得られる「水」を、「芳香蒸留水」という。
B：圧搾法には、低温圧搾（コールドプレス）という方法がある。
C：揮発性有機溶剤抽出法では、石油エーテル、ヘキサンなどの有機溶剤を用いる。
D：揮発性有機溶剤抽出法で最終的に得られたものを、「コンクリート」という。

Q12 精油の作用の組み合わせとして、誤ったものを1つ選びなさい。

A：抗真菌作用………真菌の増殖を抑える作用
B：去痰作用…………咳を抑える作用
C：虫よけ作用………虫を寄せつけない作用
D：鎮痛作用…………痛みを和らげる作用

Q13 ローズマリー精油について、誤ったものを1つ選びなさい。

A：原料植物の学名「*Rosmarinus*」は、ラテン語で「海のしずく」を意味する。
B：原料植物には、生育環境により数種のケモタイプが見られる。
C：精油成分には、カンファーが含まれる。
D：抽出部位は花である。

Q14 イランイラン精油について、正しいものを1つ選びなさい。

A：名前は「花の中の花」を意味する。
B：原料植物の科名はカンラン科である。
C：抽出部位は花と葉である。
D：精油製造法は、揮発性有機溶剤抽出法である。

ネロリ精油について、誤ったものを1つ選びなさい。

A：原料植物の科名はミカン科である。

B：精油製造法は、水蒸気蒸留法である。

C：たくさんの花からわずかな量しかとれない。

D：光毒性がある。

精油の抽出部位について、正しいものを1つ選びなさい。

A：フランキンセンス精油の抽出部位は、心材である。

B：ブラックペッパー精油の抽出部位は枝葉と果実である。

C：ベチバー精油の抽出部位は葉である。

D：ユーカリ精油の抽出部位は葉である。

精油の原料植物について、誤ったものを1つ選びなさい。

A：ローマンカモミールの「カモミール」という名前の由来は、「カマイメロン（大地のリンゴ）」である。

B：サイプレスの別名は、「セイヨウネズ」である。

C：ラベンダーの学名の「*Lavandula*」は、ラテン語の「lavo（洗う）」などに由来している。

D：スイートマージョラムの「マージョラム」という名前は、ラテン語の「major（より大きい・重要な）」が由来である。

ベルガモット精油について、正しいものを1つ選びなさい。

A：「ケルンの水（オー・デ・コロン）」の主要原料だったといわれる。

B：香りに清涼感があるので、タバコ、菓子、薬品などさまざまな用途に使用されている。

C：紅茶のアッサムの香りづけに使用される香料として、有名である。

D：光毒性はない。

フランキンセンス精油の原料植物の科名について、正しいものを1つ選びなさい。

A：ビャクダン科

B：カンラン科

C：エゴノキ科

D：ヒノキ科

Q20 ローズ（アブソリュート）について、誤ったものを 1 つ選びなさい。

A：かつては冷浸法（アンフルラージュ）で製造されていた。

B：たくさんの花からわずかな量しかとれない、貴重な精油である。

C：ローズオットーとは、抽出される成分や香りが異なる。

D：低温で固まる性質をもっている。

Q21 メリッサ精油について誤ったものを 1 つ選びなさい。

A：学名の「*Melissa*」は、ギリシャ語の「ミツバチ」に由来する。

B：精油製造法は、揮発性有機溶剤抽出法である。

C：たくさんの葉からわずかな量しかとれない、貴重な精油である。

D：地中海沿岸原産の多年草である。

Q22 原料植物が、シソ科ではない精油を 1 つ選びなさい。

A：ベチバー

B：ラベンダー

C：スイートマージョラム

D：パチュリ

Q23 製造法が、水蒸気蒸留法ではない精油を 1 つ選びなさい。

A：ベルガモット

B：メリッサ

C：ネロリ

D：ローズマリー

Q24 抽出部位が花の精油を 1 つ選びなさい。

A：ユーカリ

B：ゼラニウム

C：クラリセージ

D：ティートリー

Q25 クラリセージ精油の原料植物について、誤ったものを 1 つ選びなさい。

A：一年草である。

B：和名は「オニサルビア」である。

C：マスカットワインの風味づけに使われた。

D：「クラリ」という名前の由来は、ラテン語の「clarus（明るい）」からきたものである。

Q26 抽出部位が花である精油を1つ選びなさい。

A：グレープフルーツ

B：ラベンダー

C：ローズマリー

D：スイートマージョラム

Q27 抽出部位が球果である精油を1つ選びなさい。

A：レモン

B：パチュリ

C：ミルラ

D：ジュニパーベリー

Q28 精油の原料植物について、正しいものを1つ選びなさい。

A：ペパーミントの学名の「*piperita*」は、「辛い」という意味である。

B：パチュリはインドのカシミール地方で、虫よけの蚊取り線香として使われていた。

C：グレープフルーツの名前の由来は、ブドウの房のように実をつけることからともいわれている。

D：ジュニパーベリーは、洋酒の「ブランデー」の香りづけに使われた。

Q29 揮発性有機溶剤抽出法で抽出される精油を1つ選びなさい。

A：ローズオットー

B：ネロリ

C：ジャスミン（アブソリュート）

D：ベルガモット

Q30 ブラックペッパー精油について、誤ったものを1つ選びなさい。

A：生薬として漢方でも使われている。

B：つる性の多年草植物である。

C：中世ヨーロッパでは、絹と同等の価値があった。

D：原料植物の科名はコショウ科である。

1
検定試験
ガイダンス

2
アロマテラピー
の基礎
レッスン

3
精油の基本と
心身への作用

4
アロマテラピー
の歴史を
たずねて

5
問題集

Q31 ミルラ精油について、誤ったものを 1 つ選びなさい。

A：原料植物の科名はカンラン科である。

B：歯磨き剤の香りづけとして使われている。

C：ミイラ作りに用いられたところから名前が由来する。

D：バニラのような香りがする。

Q32 精油について、正しいものを 1 つ選びなさい。

A：ローズオットーの原料植物をダマスクローズという。

B：ジャーマンカモミールは葉から抽出される。

C：ローマンカモミールは濃い青色をしているのが特徴である。

D：ミルラはオリバナム、乳香とも呼ばれる。

Q33 精油について、誤ったものを 1 つ選びなさい。

A：まったく危険性はない。

B：精油成分には、光毒性をもつものがある。

C：精油成分には、皮膚刺激を起こすものがある。

D：皮膚の弱い人がアロマテラピーを利用する場合は、事前に低い濃度で
　　試したほうがよい。

Q34 光毒性をもたない精油を 1 つ選びなさい。

A：スイートオレンジ

B：グレープフルーツ

C：ベルガモット

D：レモン

Q35 精油を安全に使用するための使用量や希釈濃度について、誤ったもの
を 1 つ選びなさい。

A：湿布法の場合は1〜3滴

B：ボディトリートメントの場合は2％以下

C：芳香浴法の場合は1〜5滴

D：部分浴法の場合は1〜3滴

Q36 **精油を扱う際の注意点について、誤ったものを1つ選びなさい。**
A：精油が目に入った場合は、大量の水で洗い流す。
B：精油を皮膚に使用する際は、希釈して（薄めて）使用する。
C：精油を誤って飲み、口の中に精油が残っているときは大量の水で口をすすぐ。
D：誤って精油の原液が直接皮膚についた場合はすぐに消毒液で拭き取る。

Q37 **3歳未満の幼児に行ってもよい利用法を1つ選びなさい。**
A：吸入法
B：芳香浴法
C：湿布法
D：沐浴法

Q38 **精油の保管、保存について、誤ったものを1つ選びなさい。**
A：精油を保管する場所は、冷暗所が適している。
B：精油を保管する際には、空気（酸素）・紫外線・温度・湿度に注意が必要である。
C：精油の保存容器は、遮光性のガラス容器が最適である。
D：精油の保存期間は、開封後2年以内が目安とされている。

Q39 **吸入法について、誤ったものを1つ選びなさい。**
A：呼吸器系の不調を緩和する方法である。
B：吸入法では、精油は1〜5滴使用する。
C：蒸気吸入法では、目を閉じて蒸気を吸い込むようにする。
D：せきが出ているときは、蒸気吸入法は行わない。

Q40 **アロマスプレーについて、誤ったものを1つ選びなさい。**
A：精油を素材に溶かす順番に、決まりはない。
B：中身が直接皮膚につかないように注意する。
C：使用時には、よく容器を振る。
D：火気のあるところでは、使用しないようにする。

③ 精油の基本と心身への作用

④ アロマテラピーの歴史をたずねて

⑤ 問題集

Q41　グリセリンについて、正しいものを１つ選びなさい。

A：パックなどに使われる。

B：保湿成分である。

C：発汗作用がある。

D：抗炎症作用がある。

Q42　素材の説明として、正しいものを１つ選びなさい。

A：重曹は、皮膚をなめらかにする効果がある。

B：ホホバ油は、ホホバの花からとれる。

C：マカデミアナッツ油の主成分は、リノール酸である。

D：ミツロウ（ビーワックス）は、ハチミツを加工したものである。

Q43　芳香浴法の注意事項について、誤ったものを１つ選びなさい。

A：芳香浴法を行う際は、適宜部屋を換気する。

B：精油の量は、部屋の広さによって加減する必要はない。

C：精油の種類による、香りの強さなどを目安に使用量を加減する。

D：ペットや子どもがいる場合は、置き場所や香りの強さ、精油の種類などに配慮する。

Q44　沐浴法の注意事項について、正しいものを１つ選びなさい。

A：精油は水に溶けやすいので、直接お湯に入れて攪拌してもよい。

B：かんきつ系やスパイス系の精油は、皮膚刺激を感じることがあるので、使用する量を少なめにする。

C：体調が悪いときは、長時間お湯に浸かるほうがよい。

D：高齢者は、湯温 42℃以上で全身浴法を行うとよい。

Q45　アロマテラピーの利用法の説明として、誤ったものを１つ選びなさい。

A：温湿布法は、月経や肩こりに適している。

B：吸入法は、呼吸器系の不調を緩和する方法である。

C：フェイシャルスチームにより、精油成分を皮膚から吸収できる。

D：沐浴法は、精油を入れたお湯に全身または身体の一部を浸ける方法である。

Q46 次の記述の空欄（ a ）に当てはまる正しい数字を1つ選びなさい（ただし、精油1滴を0.05㎖とする）。
"40㎖の素材なら、精油（ a ）滴で濃度1%になる。"
A：4　　B：3
C：8　　D：10

Q47 次の記述の空欄（ a ）に当てはまる語句として、正しいものを1つ選びなさい。
"同じ植物でありながら、精油の構成成分が大きく異なることがあります。これを（ a ）と呼びます。"
A：ホルモン
B：ケモタイプ
C：光合成
D：学名

Q48 学名について、誤った記述を1つ選びなさい。
A：生物につけられる世界共通の名称。
B：ルネ・モーリス・ガットフォセが体系化しました。
C：命名には規則があり、ラテン語などを用います。
D：属名と種小名から構成されます。

Q49 皮膚刺激性のある精油で、正しいものを1つ選びなさい。
A：ベルガモット
B：スイートオレンジ
C：ネロリ
D：イランイラン

Q50 ブラックペッパー精油の記述として、誤ったものを1つ選びなさい。
A：古くからスパイスとして使用された。
B：皮膚刺激を起こす可能性がある。
C：抽出部位は果実で、水蒸気蒸留法によって抽出される。
D：主な抽出部位は葉である。

Q51 『マテリア・メディカ（薬物誌）』の著者を1つ選びなさい。
A：テオフラストス
B：ディオスコリデス
C：プリニウス
D：イブン・シーナー

Q52 古代のアロマテラピーの歴史について、正しいものを1つ選びなさい。
A：アーユルヴェーダは、現在もインド・スリランカを中心に行われる伝統療法である。
B：アーユルヴェーダは古代メソポタミア文明で成立した。
C：『神農本草経』は、東洋の哲学書である。
D：『神農本草経』は、10世紀に『神農本草経集注』として再編さんされた。

Q53 脳の嗅皮質から、脳の各部に伝わるルートで「記憶」の情報が引き出されるのはどのルートか1つ選択しなさい。
A：嗅皮質から「海馬」　　　B：嗅皮質から「扁桃体」
C：嗅皮質から「前頭葉」　　D：嗅皮質から「視床下部」

Q54 下記の設問の（　　）に当てはまる語句の組み合わせで正しいものを1つ選びなさい。
香りの情報は、自律神経、内分泌系、免疫系などのバランス調整を行う（　①　）にも伝わります。ここは体内の環境を一定に保ち続けようとする（　②　）の働きに大きくかかわっています。心地よい香りは（　②　）の維持に役立ち、心や身体のバランスを整えます。
A：①大脳辺縁系　　②恒常性
B：①視床下部　　②恒常性
C：①視床下部　　②生理効果
D：①大脳辺縁系　　②生理効果

Q55 下記のアロマテラピーの方法で、芳香浴法ではないものを1つ選びなさい。
A：アロマスプレー　　　　B：リードディフューザー
C：フェイシャルスチーム　　D：アロマディフューザー

①
検定試験
ガイダンス

②
アロマテラピー
の基礎レッスン

③
精油の基本と
心身への作用

④
アロマテラピー
の歴史を
たずねて

⑤
問題集

Q56 『新約聖書』の中で、フランキンセンスとともにイエス・キリスト誕生のときに捧げられた香りを1つ選びなさい。

A：ベンゾイン（レジノイド）

B：ミルラ

C：ベチバー

D：ブラックペッパー

Q57 落ち着きのあるウッディ調で、特有の土臭さをもつ、以下のイラストの原料植物から抽出される精油を1つ選びなさい。

A：ゼラニウム

B：レモンバーム

C：ベチバー

D：クラリセージ

Q58 現代のアロマテラピーの歴史について、誤ったものを1つ選びなさい。

A：「アロマテラピー」は、ルネ・モーリス・ガットフォセが作った造語である。

B：『AROMATHERAPIE（植物＝芳香療法）』を著したのは、ジャン・バルネである。

C：1960年代にフランスで活躍したマルグリット・モーリーは、内服中心、薬理作用重視のアロマテラピーの基礎を作った。

D：鳥居鎮夫は、鎮静作用や興奮作用を実証した。

Q59 医薬品医療機器等法について、誤ったものを1つ選びなさい。

A：精油の効能・効果を謳って販売・授与することは、違反にあたる。

B：許可を得ていなくても、業として化粧品を製造することができる。

C：アロマテラピーで使用する精油は、「医薬品」「医薬部外品」「化粧品」のいずれにも該当しない。

D：精油は雑貨扱いである。

Q60 アロマテラピーの関連法規について、正しいものを1つ選びなさい。

A：精油は、わずかな量でも消防法の規制を受ける。

B：マッサージを業として行うために、資格は必要ない。

C：医師以外の者が診療行為を行うことは、医師法違反となる。

D：アロマテラピートリートメントにおいて、動物の診療行為を行うことは獣医師法違反にはならない。

以下の文章を読み、Q61 ～ 63 の問いに答えなさい。

なおみさんは、仕事が多忙で幼い子どもを抱えているため、慢性的なストレスを感じています。友人からアロマテラピーをすすめられ、気分転換用に、ラベンダーとフランキンセンスとベチバーでアロマスプレーを作製し使用することにしました。

Q61 なおみさんがアロマスプレーを作製する際の注意事項として、誤っているものを 1 つ選びなさい。

A：精油と水を混ぜ合わせてから無水エタノールを加えた。

B：遮光性保管容器を使用する。

C：香りとともに、深呼吸をしてやる気をアップさせている。

D：アロマスプレーの精油希釈濃度が 1％なので、幼児の前では使用しない。

Q62 体内環境を一定の範囲内に維持しようとする仕組み「ホメオスタシス」は、なおみさんのようにストレスを受けると維持が困難になります。この「ホメオスタシス」について、関係のないものを 1 つ選びなさい。

A：自律神経系　　B：内分泌系

C：免疫系　　　　D：前頭葉

Q63 なおみさんが使用した、ラベンダー精油と同じシソ科の精油を 1 つ選択しなさい。

A：ゼラニウム　　　B：スイートマージョラム

C：レモングラス　　D：ティートリー

以下の文章を読み、Q64 ～ 66 の問いに答えなさい。

たくみさんは、遠距離通勤と残業が続き、ストレスがたまっていました。ふとアロマテラピーに興味が湧き、香りがどのように心身に伝わり、どんな影響をもたらすのか、またストレスに対してどのように役立つのか調べてみました。

Q64 心地よい香りのクリームでストレスを軽減したいと思ったたくみさんですが、素材は植物油と何を用意すればよいか 1 つ選びなさい。

A：ハチミツ

B：グリセリン

C：ミツロウ

D：無水エタノール

1
検定試験
ガイダンス

2
アロマテラピー
の基礎レッスン

3
精油の基本と
心身への作用

4
アロマテラピー
の歴史を
たずねて

5
問題集

Q65 たくみさんは、同じにおいを嗅（か）いでも、感じ方が変わることがあることを知りました。その条件の例として誤ったものを1つ選びなさい。

A：体調や生理状態

B：嗅覚受容体遺伝子の個人差

C：においの好き嫌いや経験

D：嗅細胞の数

Q66 たくみさんは、香りが心身に伝わるしくみを以下のようにまとめました。（　　　　）に当てはまる語句の組み合わせで正しいものを1つ選びなさい。

嗅上皮（きゅうじょうひ）先端部の嗅繊毛（きゅうせんもう）（嗅毛（きゅうもう））がにおいをキャッチする。嗅繊毛には、約（　①　）種類の（　②　）が存在し、入ってきたにおいの分子とピッタリ合う受容体に結合する。するとにおいの情報が（　③　）に変換されて、脳へと伝えられる。

A：①200　　②嗅細胞　　　③嗅球

B：①400　　②嗅細胞　　　③嗅球

C：①400　　②嗅覚受容体　③電気信号

D：①200　　②嗅覚受容体　③電気信号

Q67 配布された香りサンプルの精油名を、次の中から1つ選びなさい。

A：ティートリー　　　　B：レモン

C：ローマンカモミール　D：ジュニパーベリー

Q68 配布された香りサンプルの精油名を、次の中から1つ選びなさい。

A：レモングラス　B：ベルガモット

C：ゼラニウム　　D：ラベンダー

Q69 配布された香りサンプルの精油名を、次の中から1つ選びなさい。

A：ラベンダー　　　　　　B：ゼラニウム

C：スイートマージョラム　D：ローマンカモミール

Q70 配布された香りサンプルの精油名を、次の中から1つ選びなさい。

A：レモン　　　　B：レモングラス

C：イランイラン　D：クラリセージ

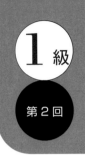
アロマテラピー検定模擬試験
解答＆解説

●配点… 香りテスト　各4点
　　　　　その他　　　各1点

Q1 答え **A**

B：ペパーミント精油の原料植物の別名はセイヨウハッカです。
C、D：レモン精油、レモングラス精油の原料植物には、別名はありません。

Q2 答え **D**

精油製造法は、水蒸気蒸留法です。

Q3 答え **A**

精油は植物の花、葉、果皮、果実、心材、根、種子、樹皮、樹脂などから抽出された、天然の素材です。

Q4 答え **D**

B：アロマテラピーは、日常生活を精神的に豊かに潤し、心身の不調を和らげます。
C：予防医学のほかに、スキンケア等でも活用されています。

Q5 答え **B**

B：精油は親油性（脂溶性）で分子構造も小さいため、皮膚に浸透できます。
D：精油成分のなかには、皮膚内で保湿成分を補ったり、皮膚をひきしめたりするものもあります。

Q6 答え **B**

精油成分は、嗅細胞で受容されることで電気的信号（インパルス）に変換され、嗅神経を通り脳へ送られます。

Q7 答え C

A：海馬は記憶が引き出されます。
B：扁桃体は好き嫌いなどの感情を呼び起こします。
D：視床下部は自律神経系、内分泌系、免疫系に情報を伝達します。

Q8 答え C

水溶性ではなく、親油性（脂溶性）という特性があります。

Q9 答え C

A：精油は植物が作り出した二次代謝産物です。
B：空気中の酸素と、精油を構成している成分（有機化合物）が結合して酸化したり、有機化合物同士が結合して、違う物質に変化したりします。
D：精油は植物の特定の細胞で作られ、その細胞の近くに蓄えられているので、抽出部位は植物ごとに異なります。

Q10 答え B

免疫賦活作用とは、免疫の働きを強め、活性化する作用のことです。

Q11 答え D

揮発性有機溶剤抽出法において、原材料が花ならば最終的に得られたものを「アブソリュート」、原材料が樹脂などの場合は「レジノイド」といいます。

Q12 答え B

去痰作用とは痰を切り、痰の排出を促す作用のことです。

Q13 答え D

C：カンファーはカンフル、樟脳とも呼ばれ、防虫剤の原料に用いられています。
D：ローズマリー精油の抽出部位は、葉です。

Q14 答え A

B：イランイランの科名はバンレイシ科です。
C：抽出部位は花です。
D：精油製造法は、水蒸気蒸留法です。

Q15 答え D

かんきつ系の精油ですが、光毒性（ひかりどく）はありません。抽出部位は果皮ではなく花で、製造法も圧搾法（あっさくほう）ではなく水蒸気蒸留法（すいじょうきじょうりゅうほう）です。

Q16 答え D

A：フランキンセンス精油の抽出部位は樹脂です。
B：ブラックペッパー精油の抽出部位は果実です。
C：ベチバー精油の抽出部位は根です。

Q17 答え B

サイプレスの別名は「ホソイトスギ」です。「セイヨウネズ」はジュニパーベリーの別名になります。

Q18 答え A

B：これはペパーミント精油のことを記述しています。
C：紅茶のアールグレイの香りづけに使用されることで有名です。
D：ベルガモット精油にはフロクマリン類（ベルガプテン）が含まれており、光毒性があります。ただし、「ベルガモットFCF（フロクマリンフリー）」として販売されているものには光毒性がありません。

Q19 答え B

A：原料植物がビャクダン科に属するのは、サンダルウッド精油です。
C：原料植物がエゴノキ科に属するのは、ベンゾイン（レジノイド）精油です。
D：原料植物がヒノキ科に属するのはサイプレス精油とジュニパーベリー精油です。

Q20 答え D

低温で固まる性質をもつのは、ローズオットーです。

Q21 答え B

メリッサ精油の製造法は、水蒸気蒸留法です。

Q22 答え A

ベチバー精油の原料植物は、イネ科に属します。

Q23 答え A

試験に出る精油は、ほとんどが水蒸気蒸留法で抽出されますが、ベルガモット精油は圧搾法で抽出されます。

Q24 答え C

クラリセージ精油の抽出部位は花です。

Q25 答え A

クラリセージは二年草です。

Q26 答え B

A：グレープフルーツ精油の抽出部位は果皮です。
C：ローズマリー精油の抽出部位は葉です。
D：スイートマージョラム精油の抽出部位は葉です。

Q27 答え D

A：レモン精油の抽出部位は果皮です。
B：パチュリ精油の抽出部位は葉です。
C：ミルラ精油の抽出部位は樹脂です。

Q28 答え C

A：「*piperita*」には、「コショウのような」という意味があります。
B：パチュリはインドのカシミール地方で、衣類の虫よけとして使われていました。
D：ジュニパーベリーは、洋酒の「ジン」の香りづけに使われていました。

Q29 答え C

A：ローズオットー精油の製造法は水蒸気蒸留法です。
B：ネロリ精油の製造法は水蒸気蒸留法です。
D：ベルガモット精油の製造法は圧搾法です。

Q30 答え C

中世ヨーロッパではスパイスとして金と同等の価値があり、その需要が増えたために大航海時代をもたらしたといわれています。

1 検定試験ガイダンス

2 アロマテラピーの基礎レッスン

3 精油の心身への基本作用と

4 アロマテラピーの歴史をたずねて

5 問題集

Q31 答え D

ミルラ精油は、独特の辛みや苦みのある香りです。バニラのような香りをもつのは、ベンゾイン（レジノイド）です。

Q32 答え A

B：ジャーマンカモミール精油は花から抽出されます。
C：カマズレンを含み、濃い青色をしているのはジャーマンカモミールです。
D：ミルラはマー、没薬とも呼ばれています。オリバナム、乳香とも呼ばれるのはフランキンセンスです。

Q33 答え A

A、B、C：精油は植物から抽出した100%天然のものですが、光毒性や皮膚刺激など、危険な性質をもつものもあります。
D：皮膚の弱い方は、事前に低い濃度で試します。

Q34 答え A

スイートオレンジには、他のかんきつ系精油のような、光毒性はありません。

Q35 答え B

B：ボディトリートメントの場合、精油の希釈濃度の目安は1%以下です。
C：芳香浴法では、芳香拡散器に使用する精油の滴数は1〜5滴ですが、ティッシュやハンカチ、マグカップやボウルなどを使う場合は1〜2滴となり、ルームスプレーでは3〜20滴程度の精油を使用します。

Q36 答え D

A：大量の水で洗い流した後は決して目をこすらず、すぐに医師の診察を受けます。
C：子どもが精油を飲み込んでしまったときは、誤飲した精油ビンを持って、すぐに医師の診察を受けます。
D：精油は水に溶けるわけではありませんが、まずは手近に利用できる清潔な大量の流水で洗い流します。異常が見られた場合は、医師の診察を受けます。

Q37 答え B

3歳未満の幼児には、芳香浴法以外は行わないようにします。

Q38　答え **D**

開封後1年以内が目安とされていますが、開封後は早めに使い切りましょう。

Q39　答え **B**

B：吸入法で使用する精油の滴数は、1〜3滴です。
C：精油成分が刺激を起こす場合があるので、必ず目を閉じて行います。
D：蒸気が刺激となってせきを誘発することがあるので、せきが出ているときやぜんそくの場合は、蒸気吸入法は避けましょう。

Q40　答え **A**

精油は水にほとんど溶けないので、必ず無水エタノールに溶かしてから水性素材（水）を加えます。

Q41　答え **B**

A：パックに使われるのはクレイやハチミツです。
C：発汗作用があるのは天然塩です。
D：抗炎症作用があるのはハチミツです。

Q42　答え **A**

B：ホホバ油は、ホホバの種子からとれる植物ロウ（植物性ワックス）です。
C：リノール酸ではなく、パルミトレイン酸が主成分です。
D：ミツロウ（ビーワックス）は、ミツバチが巣を作るときに分泌する動物ロウ（動物性ワックス）です。ハチミツはミツバチが巣に貯蔵した花の蜜から作られます。

Q43　答え **B**

部屋の広さや、精油の種類などによって、精油の量を加減する必要があります。

Q44　答え **B**

A：精油は水にほとんど溶けないので、無水エタノールに混ぜて使用すると、お湯に混ざりやすくなります。
C：長時間の沐浴は身体に負担がかかる場合があるので、体調に合わせて行います。
D：高齢者や既往症がある方の場合、湯温42℃以上での全身浴法は身体への負担が増すため、注意して行います。

1 検定試験ガイダンス

2 アロマテラピーの基礎レッスン

3 精油の基本と心身への作用

4 アロマテラピーの歴史をたずねて

5 問題集

①
検定試験
ガイダンス

②
アロマテラピーの基礎レッスン

③
精油の心身への基本と作用と

④
アロマテラピーの歴史をたずねて

⑤
問題集

Q45 答え C

フェイシャルスチームは、精油成分を含んだ蒸気を顔に当てることにより、血行を促進し、皮膚に潤いを与えます。

Q46 答え C

40 ㎖の素材で、1％の濃度になる精油の量は、40 ㎖× 0.01 ＝ 0.4 ㎖
精油1滴は 0.05 ㎖なので、0.4 ㎖÷ 0.05 ㎖＝8滴となります。

Q47 答え B

ケモタイプは、すべての植物にあるわけではありません。

Q48 答え B

B：体系化したのは、カール・フォン・リンネです。

Q49 答え D

A：ベルガモットには光毒性があります。
B、C：スイートオレンジ、ネロリには、光毒性も皮膚刺激性もありません。

Q50 答え D

ブラックペッパーの主な抽出部位は、果実です。

Q51 答え B

A：テオフラストスの著書は『植物誌』です。
C：プリニウスの著書は『博物誌』です。
D：イブン・シーナーの著書は『医学典範（カノン)』です。

Q52 答え A

B：アーユルヴェーダは約 3,000 年以上前の、古代インドで成立しました。
C：『神農本草経』は東洋の薬草学書（本草書）です。ディオスコリデスの『マテリア・メディカ（薬物誌)』とも並び称されました。
D：『神農本草経』は、5 世紀末に陶弘景によって『神農本草経集注』として再編さんされました。

Q53 答え A

B：「扁桃体」は、好みや感情を刺激する場所です。
C：「前頭葉」は、香りのイメージを作ります。
D：「視床下部」は、扁桃体から伝わる経路で、自律神経系、内分泌系、免疫系に
　　情報を伝達します。

Q54 答え B

恒常性はホメオスタシスともいい、体内の環境を一定に保とうとする仕組みのこと
です。

Q55 答え C

フェイシャルスチームは、精油成分を含んだ蒸気を顔に当てる方法です。

Q56 答え B

イエス・キリスト誕生時に捧げられた香りは、フランキンセンスとミルラです。

Q57 答え C

ベチバーの原料植物は別名「カスカスガヤ」といいます。

Q58 答え C

マルグリット・モーリーは、精神と肉体のアンバランスを正常化するという方法論
を提示しました。

Q59 答え B

製造業の許可を得ずに、業として化粧品を製造することは医薬品医療機器等法違反
となります。

Q60 答え C

A：個人が自宅で楽しむ程度の量であれば、消防法の規制は受けません。
B：「あん摩マッサージ指圧師」の資格が必要です。
D：アロマテラピートリートメントでは、動物の診療行為をしてはいけません。

Q61 答え A

精油は水に溶けないので、必ず無水エタノールに溶かしてから、水を加えます。

Q62 答え D

前頭葉は、味覚などの他の感覚の情報を統合し、香りのイメージが作られ、においを認識する場所で、「ホメオスタシス」には直接関係がありません。また、自律神経系、内分泌系、免疫系などのバランス調整を行うのは「視床下部」です。

Q63 答え B

A：ゼラニウムはフウロソウ科です。
C：レモングラスはイネ科です。
D：ティートリーはフトモモ科です。

Q64 答え C

クリームは、アロマバームともいいます。

Q65 答え D

嗅細胞の数は、においの感じ方が変わることがある直接の理由ではありません。

Q66 答え C

鼻腔の嗅上皮の先端に、嗅繊毛（嗅毛）をもつ嗅細胞（嗅神経細胞）があり、この嗅繊毛（嗅毛）が最初ににおいをキャッチし、嗅繊毛におよそ400種類ある、においの分子にピッタリ合う嗅覚受容体に結合します。するとにおいの情報が電気信号に変換され脳の嗅球に伝わり、情報処理が行われたのち、嗅皮質へ送られます。

Q67 ティートリー精油、ジュニパーベリー精油、レモン精油はどれもさわやかな香りが特徴なので、それぞれの違いをよく嗅ぎ分けましょう。ローマンカモミール精油は、リンゴのような甘い香りがします。

Q68 鮮烈な強い香りのするものはレモングラス精油、ややグリーン感がある香りはベルガモット精油とゼラニウム精油、さわやかでフローラル感のある香りはラベンダー精油です。特徴を意識して嗅ぎ分けてみましょう。

Q69 ラベンダー精油とスイートマージョラム精油は同じシソ科で、わずかに香りが似ています。ゼラニウム精油もハーブ調で、スイートマージョラム精油と混同しやすいので注意しましょう。ローマンカモミール精油はリンゴのような香りがします。

Q70 レモン精油とレモングラス精油は香りが似ていますが、レモングラスのほうが深みがあります。イランイラン精油とクラリセージ精油は、どちらも濃厚で、たくさん使用すると頭が痛くなるような香りです。

アロマテラピー 検定模擬試験

1級の試験問題は全70問。試験時間は70分です。
解答には別冊 p.40 のマークシート式解答用紙を使いましょう。
※イラストの問題は、実際の試験では写真で出題されます。

＊解答＆解説は、p.239～246

🌱 香りテストについて

アロマテラピー検定試験1級では、香りを嗅ぎ込み、正しいと思われる精油名を答える問題が毎回4問程度出題されます。

また、配点も高くなっていますので、重要なポイントです。

お友達や家族の方に協力してもらい、正解となる精油をムエット（試香紙）にそれぞれ1滴ずつたらしてもらいましょう。

※ただし、ジャーマンカモミール、サイプレス、サンダルウッド、ジャスミン（アブソリュート）、ネロリ、パチュリ、ブラックペッパー、ベチバー、ベンゾイン（レジノイド）、ミルラ、メリッサ、ローズ（アブソリュート）、ローズオットーの13種は、香りテストの対象外となります。

Q1 果実がブドウのように房状につくことが、名前の由来ともいわれる以下のイラストの原料植物から抽出される精油を1つ選びなさい。

A：ベルガモット

B：サイプレス

C：レモン

D：グレープフルーツ

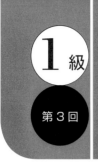

Q2 アロマテラピーについて、誤ったものを1つ選びなさい。

A：植物から抽出した精油を用いる。

B：人の心や身体に、全体的（ホリスティック）に働きかける。

C：「人的治癒力」を引き出すことにつながる。

D：リラクセーションやリフレッシュに役立つ。

Q3 AEAJ による精油の定義として、誤ったものを1つ選びなさい。

A：植物の花、葉、果実、心材、根、樹脂などから抽出した天然の素材である。

B：有効成分を高濃度に含有した、不揮発性の芳香物質である。

C：各植物によって、特有の香りと機能をもつ。

D：アロマテラピーの基本となるものである。

Q4 次の記述に当てはまる精油名を、1つ選びなさい。

"原料植物の和名は「オニサルビア」といい、種子を煎じた液が視界をはっきりさせるとされたことから、名前もラテン語の「clarus（明るい）」からきたといわれている"

A：イランイラン　B：ゼラニウム
C：クラリセージ　D：ベルガモット

Q5 嗅覚器から香りが脳へ伝わる経路の、以下の文章のカッコにあてはまる語句の組み合わせで、正しいものを1つ選びなさい。

鼻腔の奥の（①　　　　）に届いた香りを（②　　　　）の嗅繊毛（嗅毛）がとらえ、嗅覚受容体に結合し電気信号となって、脳へと伝えられる。

A：①嗅上皮　　　②視床下部

B：①扁桃体　　　②視床下部

C：①扁桃体　　　②嗅細胞

D：①嗅上皮　　　②嗅細胞

Q6 原料植物の科名と精油の組み合わせで誤っているものを1つ選びなさい。

A：イネ科…………パチュリ

B：シソ科…………ローズマリー

C：ミカン科………ネロリ

D：カンラン科……フランキンセンス

Q7 においの伝達経路について、誤っているものを1つ選びなさい。

A：嗅皮質→扁桃体→視床下部

B：嗅皮質→前頭葉

C：嗅皮質→嗅球

D：嗅皮質→海馬

Q8 精油の性質に関する文章の組み合わせとして、正しいものを1つ選びなさい。

A：親油性………精油は水によく溶ける。

B：引火性………精油を火を扱う場所で使用する際は注意する。

C：揮発性………精油を水中に放置すると気体に変化する。

D：芳香性………精油は共通する香りをもっている。

Q9

鎮静作用について、正しいものを1つ選びなさい。

A：鎮痛作用ともいう。

B：心にのみ働きかける作用である。

C：リフレッシュさせる作用である。

D：神経系の働きを鎮める作用である。

Q10

「コンクリート」の説明として、正しいものを1つ選びなさい。

A：芳香成分や、天然のワックス成分などを含むものである。

B：花から最終的に得られたものである。

C：樹脂から最終的に得られたものである。

D：揮発性の有機溶剤のことである。

Q11

数種のケモタイプが見られる精油を1つ選びなさい。

A：ユーカリ

B：ティートリー

C：ジュニパーベリー

D：ローズマリー

Q12

学名がラテン語で「海のしずく」という意味をもつ精油を1つ選びなさい。

A：ローズマリー

B：ローズオットー

C：ラベンダー

D：ベルガモット

Q13

かつて冷浸法（アンフルラージュ）という製造法で作られていた精油を1つ選びなさい。

A：レモン

B：ローズオットー

C：ローズ（アブソリュート）

D：クラリセージ

Q14 原料植物が、ハーブティーとして飲用されていない精油を1つ選びなさい。

A：ジャーマンカモミール

B：ミルラ

C：メリッサ

D：レモングラス

Q15 シソ科の精油ではないものを1つ選びなさい。

A：クラリセージ

B：メリッサ

C：パチュリ

D：ベチバー

Q16 原料植物がイネ科に属する精油を1つ選びなさい。

A：レモングラス

B：スイートマージョラム

C：クラリセージ

D：ラベンダー

Q17 ナツメグやライムのようなさわやかな香りと、ライラックの花やライムを思わせる香りをもつ精油を1つ選びなさい。

A：サイプレス

B：ジュニパーベリー

C：ユーカリ

D：ティートリー

Q18 皮膚刺激性のある精油を1つ選びなさい。

A：ローズマリー

B：レモングラス

C：レモン

D：メリッサ

Q19 抽出部位が心材である精油を1つ選びなさい。
A：サンダルウッド
B：ミルラ
C：フランキンセンス
D：ベンゾイン（レジノイド）

Q20 バニラのような甘い香りの精油を1つ選びなさい。
A：ベンゾイン（レジノイド）
B：ジャーマンカモミール
C：ジャスミン（アブソリュート）
D：イランイラン

Q21 半寄生植物で、ほかの植物の根に寄生して生育する植物から抽出される精油を1つ選びなさい。
A：ブラックペッパー
B：サンダルウッド
C：ゼラニウム
D：パチュリ

Q22 原料植物が多年草の精油を1つ選びなさい。
A：ペパーミント
B：ジャーマンカモミール
C：クラリセージ
D：ジュニパーベリー

Q23 抽出部位が根である精油を1つ選びなさい。
A：ブラックペッパー
B：レモングラス
C：サイプレス
D：ベチバー

Q24 フランキンセンス精油の原料植物の科名として、正しいものを1つ選びなさい。

A：ビャクダン科

B：エゴノキ科

C：カンラン科

D：バンレイシ科

Q25 ブラックペッパー精油の原料植物について、誤ったものを1つ選びなさい。

A：つる性の多年草の植物である。

B：古くからスパイスとして使われてきた。

C：古代インドでは金と同等の価値があった。

D：やや苦みのあるさわやかなかんきつ系の香りである。

Q26 パチュリ精油の香りについて、正しいものを1つ選びなさい。

A：フローラル系の香りに分類される。

B：甘くて土臭いウッディ系の香りに分類される。

C：かんきつ系の香りに分類される。

D：辛みや苦みのある樹脂系の香りに分類される。

Q27 皮膚刺激のある精油を1つ選びなさい。

A：ゼラニウム

B：イランイラン

C：ジャーマンカモミール

D：クラリセージ

Q28 北海道の富良野地方で精油を得るために栽培された、精油原料植物を1つ選びなさい。

A：ユーカリ

B：ラベンダー

C：ティートリー

D：レモン

Q29 "マリアのバラ"と呼ばれるようになったという伝説をもつ精油原料植物を1つ選びなさい。

A：ローズ（アブソリュート）

B：ローズオットー

C：ローズマリー

D：フランキンセンス

Q30 オー・デ・コロンの由来となった「ケルンの水」に関係する精油を1つ選びなさい。

A：クラリセージ

B：ベルガモット

C：ゼラニウム

D：ローズ（アブソリュート）

Q31 インド、または中国原産で、十字軍の兵士が持ち帰ったことがきっかけでヨーロッパに広まったとされる精油を1つ選びなさい。

A：レモングラス

B：スイートオレンジ

C：ベルガモット

D：レモン

Q32 以下のイラストの原料植物から抽出される、香りが強く、使用量に注意が必要な精油を1つ選びなさい。

A：ラベンダー

B：クラリセージ

C：スイートオレンジ

D：グレープフルーツ

Q33 ジャスミン（アブソリュート）について、誤ったものを1つ選びなさい。

A：主に揮発性有機溶剤抽出法によって精油を得る。

B：原料植物は、ジャスミンティーの香りづけに用いるマツリカ（茉莉花）である。

C：原料植物が属するのは、モクセイ科である。

D：イランイラン精油と共通の成分が含まれる。

Q34 サンダルウッド精油の原料植物について誤ったものを1つ選びなさい。

A：古くから宗教と深い結びつきがある。

B：オーストラリア産とインド産の起源は一緒である。

C：半寄生植物である。

D：心材から精油が抽出される。

Q35 精油と原料植物の科名の組み合わせで正しいものを1つ選びなさい。

A：ジュニパーベリー………シソ科

B：ブラックペッパー………エゴノキ科

C：ベチバー…………………カンラン科

D：サイプレス………………ヒノキ科

Q36 アロマテラピーで使用する精油や植物油、アロマテラピー関連グッズなどに関係のない法律を1つ選びなさい。

A：医師法

B：医薬品医療機器等法

C：消防法

D：景品表示法（不当景品類及び不当表示防止法）

Q37 ジュニパーベリー精油と共通の成分が含まれ、森をイメージさせる香りの精油を1つ選びなさい。

A：サイプレス

B：ローズマリー

C：ブラックペッパー

D：ペパーミント

Q38 ローマンカモミールについて、誤ったものを1つ選びなさい。

A：「カモミール」という名前は、古代ギリシャ人が「カマイメロン（大地のリンゴ）」と呼んでいたことに由来する。

B：原料植物の科名はキク科である。

C：抽出部位は葉である。

D：原料植物は多年草である。

Q39 ジャーマンカモミールの原料植物について、正しいものを 1 つ選びなさい。

A：多年草である。

B：二年草である。

C：一・二年草である。

D：高木である。

Q40 スイートオレンジの原料植物の原産地について、正しいものを 1 つ選びなさい。

A：インドのアッサム地方を中心とした地域

B：西インド諸島

C：イタリア南部のカラブリア地方

D：インドのヒマラヤか中国、ミャンマーあたり

Q41 以下のイラストの原料植物から抽出される、原料植物名が「ビターオレンジ」である精油を 1 つ選びなさい。

A：スイートオレンジ

B：ネロリ

C：グレープフルーツ

D：ベルガモット

Q42 精油の使用量の組み合わせとして、誤ったものを 1 つ選びなさい。

A：芳香浴法（芳香拡散器）……… 1～5 滴

B：沐浴法（部分浴法）…………… 1～5 滴

C：吸入法…………………………… 1～3 滴

D：湿布法…………………………… 1～3 滴

Q43 成分変化が起こりやすい精油について、正しいものを 1 つ選びなさい。

A：樹脂から抽出された精油

B：花から抽出された精油

C：葉から抽出された精油

D：果皮から抽出された精油

Q44 精油を皮膚に塗布する方法として、誤ったものを 1 つ選びなさい。

A：トリートメントオイル

B：リードディフューザー

C：スキンローション

D：アロマスプレー

233

Q45 水が含まれる製作物の保存期間として、正しいものを1つ選びなさい。

A：1か月程度

B：1～2週間

C：3か月程度

D：3週間程度

Q46 植物ロウ（植物性ワックス）に分類される素材を1つ選びなさい。

A：スイートアーモンド油

B：オリーブ油

C：ホホバ油

D：マカデミアナッツ油

Q47 保湿作用のある素材を1つ選びなさい。

A：エタノール（エチルアルコール）

B：クレイ

C：重曹

D：ハチミツ

Q48 アロマテラピーでスキンローションの素材となるものを1つ選びなさい。

A：グリセリン

B：ミツロウ

C：天然塩

D：重曹

Q49 精油の保管容器として、適さないものを1つ選びなさい。

A：遮光性プラスチック製容器

B：遮光性ガラス製容器

C：遮光性陶器製容器

D：遮光性ステンレス製容器

Q50 製作物に貼るラベルの情報として、必要なものを1つ選びなさい。

A：素材名

B：精油名

C：原料植物名

D：作製日

Q51　炭酸水素ナトリウム（重炭酸ナトリウム）とも呼ばれる素材を1つ選びなさい。

A：グリセリン

B：クレイ

C：重曹

D：エタノール（エチルアルコール）

Q52　嗅覚からのにおいの情報について、（　　）内に当てはまる適切な語句を1つ選びなさい。2つの（　　）には同じ言葉が当てはまります。
"嗅覚器官から（　　）までの距離は短く、仲介する神経の数も少ないため、（　　）へスピーディーに伝達する。"

A：大脳辺縁系

B：免疫系

C：前頭葉

D：自律神経系

Q53　若々しい肌を作り出す線維芽細胞があるのは、肌のどの部分か、1つ選択しなさい。

A：表皮

B：真皮

C：皮下組織

D：角質層

Q54　沐浴法について誤っているものを1つ選択しなさい。

A：身体の汚れを落とす。

B：心身の疲れや緊張を解きほぐす。

C：入浴で身体の深部温度（深部体温）が下がる。

D：38〜40℃の湯にゆっくり20分くらい浸かると副交感神経が優位になる。

Q55　芳香浴法では使用しないものを1つ選びなさい。

A：アロマスプレー

B：リードディフューザー

C：芳香拡散器

D：アロマロールオン

①
検定試験
ガイダンス

②
アロマテラピー
の基礎レッスン

③
精油の
心身への基本と
作用

④
アロマテラピー
の歴史を
たずねて

⑤
問題集

Q56 現代女性の女性特有の不調やトラブルに関する原因ではないものを 1 つ選びなさい。

A：ダイエットによる栄養失調

B：出産数減少に伴う月経回数の増加

C：睡眠不足

D：アロマテラピーの活用

Q57 日本の香りについて最も古い文献を 1 つ選びなさい。

A：聖徳太子伝暦

B：水鏡

C：日本書紀

D：源氏物語

Q58 中世ヨーロッパで「僧院医学（修道院医学）」の知識を伝える医学校が開設された地域を 1 つ選びなさい。

A：イスラム

B：トゥールーズ（フランス）

C：イギリス

D：サレルノ（イタリア）

Q59 次の記述の空欄（ a ）に当てはまる言葉を 1 つ選びなさい。
"古代エジプトでは、乳香、没薬などが（ a ）として用いられた。"

A：薫香<ruby>薫香<rt>くんこう</rt></ruby>

B：食品

C：化粧品

D：薬品

Q60 医薬品医療機器等法とアロマテラピーとのかかわりについて、誤ったものを 1 つ選びなさい。

A：アロマテラピーで一般的に使用される精油は、医薬品医療機器等法上の「医薬品」「医薬部外品」「化粧品」に該当する。

B：精油の効果・効能を謳って販売するのは、医薬品医療機器等法違反である。

C：許可なく医薬品を製造するのは、医薬品医療機器等法違反である。

D：無許可で化粧品を小分けして販売するのは、医薬品医療機器等法違反である。

以下の文章を読み、Q61 ～ 63 の問いに答えなさい。

> みつこさんは、精油を使用した手作り化粧品を作製してみようと思い、大好きなネロリとローマンカモミールを使ったスキンローションと、クレイパックを作製しました。とても気に入ったので、お友達にもプレゼントしたいと考えています。もちろん使い方はしっかり説明しようと思っています。

Q61 みつこさんが使用した、ローマンカモミール精油と同じ多年草の精油原料植物を1つ選びなさい。

A：クラリセージ
B：メリッサ
C：ジャーマンカモミール
D：グレープフルーツ

Q62 みつこさんが作製した、クレイパックの素材のクレイとは何か1つ選びなさい。

A：粘土
B：植物油
C：ハチミツ
D：重曹

Q63 クレイについて誤ったものを1つ選びなさい。

A：吸着作用
B：発汗作用
C：毛穴の引き締め
D：皮脂や汚れのオフ

以下の文章を読み、Q 64 ～ 66 の問いに答えなさい。

> アロマセラピストのみきさんは、精油を利用した美容講座を行っています。今日は、フランキンセンスとラベンダーを利用したスキンローションを作製しようと考えています。講座内容には、精油の学習と手作り化粧品の作り方や使い方、プレゼントに関しての注意事項を盛り込みます。

Q64 スキンローションをプレゼントする際の説明で誤っているものを1つ選びなさい。

A：不眠症にオススメだと説明した。
B：品質や安全性についての説明を行った。
C：スキンローションの保存期限は1～2週間であると説明した。
D：精油の濃度は顔につけるので0.5%以下とした。

Q65 みきさんはこの日の講座で、しっとりタイプのスキンローションを作製しました。しっとりタイプのスキンローションに加える素材を一つ選びなさい。

A：ミツロウ　　B：重曹

C：グリセリン　D：天然塩

Q66 みきさんの講座のなかで、0.5％濃度のスキンローション50㎖を作製するために、フランキンセンス精油を2滴使用した場合、ラベンダー精油は何滴にすればよいかを1つ選びなさい。

A：1滴

B：2滴

C：3滴

D：4滴

Q67 配布された香りサンプルの精油名を、次の中から1つ選びなさい。

A：ティートリー　　　　B：レモン

C：ローマンカモミール　D：ジュニパーベリー

Q68 配布された香りサンプルの精油名を、次の中から1つ選びなさい。

A：グレープフルーツ　B：ローマンカモミール

C：イランイラン　　　D：レモングラス

Q69 配布された香りサンプルの精油名を、次の中から1つ選びなさい。

A：スイートオレンジ　B：ローマンカモミール

C：ラベンダー　　　　D：イランイラン

Q70 配布された香りサンプルの精油名を、次の中から1つ選びなさい。

A：ジュニパーベリー　B：フランキンセンス

C：ティートリー　　　D：スイートマージョラム

1級
第3回

① 検定試験ガイダンス

② アロマテラピーの基礎レッスン

③ 精油の基本と心身への作用

④ アロマテラピーの歴史をたずねて

⑤ 問題集

アロマテラピー検定模擬試験
解答＆解説

●配点… 香りテスト　各4点
　　　　その他　　　各1点

Q1　答え D

「グレープフルーツ」の「グレープ」がブドウを指します。

Q2　答え C

アロマテラピーによって、人の心や身体に働きかけることは、人が本来もっている「自然治癒力」を引き出すことにつながります。

Q3　答え B

精油は有効成分を高濃度に含有した、揮発性の芳香物質です。

Q4　答え C

クラリセージは、マスカットに似た強い香りをもつため、マスカットワインの風味づけにも使用されました。

Q5　答え D

扁桃体は大脳辺縁系に含まれます。

Q6　答え A

A：パチュリ精油の原料植物は、シソ科に属します。

Q7 答え C

嗅球に伝えられた電気信号が嗅皮質へ送られます。

Q8 答え B

A：親油性（脂溶性）とは、精油が油脂によく溶ける性質です。
C：揮発性とは、空気中に放置した精油が、気体に変化する性質です。
D：芳香性とは、精油にさまざまな成分が含まれていて、精油ごとに特有の香りがする性質のことです。

Q9 答え D

A：鎮痛作用は、痛みを和らげる作用のことです。鎮静作用とは異なります。
B：鎮静作用は、心と身体の働きに作用します。
C：鎮静作用は、心と身体の働きをリラックスさせる作用です。

Q10 答え A

A：揮発性有機溶剤抽出法において、有機溶剤を揮発させた後に残る、芳香成分や天然のワックス成分などを含む半固体状の物質を「コンクリート」といいます。
B：揮発性有機溶剤抽出法によって、ジャスミンやローズなどの花から得られたものを「アブソリュート」といいます。
C：揮発性有機溶剤抽出法によって、樹脂などから得られたものを「レジノイド」といいます。
D：石油エーテル、ヘキサンなどが揮発性の有機溶剤です。

Q11 答え D

ケモタイプとは、同一の学名をもつけれど、生育環境によって精油成分が異なるものを指します。

Q12 答え A

ローズマリーの学名「*Rosmarinus*」が、ラテン語で「海のしずく」を表しています。

Q13 答え C

ローズ（アブソリュート）は、現在は冷浸法（アンフルラージュ）ではなく、揮発性有機溶剤抽出法によって抽出されています。

Q14 答え B

ジャーマンカモミール、メリッサ、レモングラス、ペパーミント精油などの原料植物は、ハーブティーとして愛飲されています。

Q15 答え D

シソ科の精油には、ペパーミント、ラベンダー、ローズマリー、クラリセージ、スイートマージョラム、パチュリ、メリッサがあります。ベチバーはイネ科です。

Q16 答え A

イネ科の精油は、ベチバーとレモングラスです。

Q17 答え D

ティートリーの名前の由来は、オーストラリアの先住民族、アボリジニがお茶として飲んでいた植物であることからだといわれています。

Q18 答え D

C：レモン精油には、光毒性があります。

Q19 答え A

試験に出る精油で、心材から抽出されるのはサンダルウッド精油のみです。

Q20 答え A

A：ベンゾイン（レジノイド）精油には、バニラに共通する成分が含まれ、バニラのような甘い香りがします。
B：ジャーマンカモミール精油が抽出される花は、リンゴのような香りです。
C、D：イランイラン精油はジャスミン精油と共通する成分を含み、フローラルな香気をもちます。

Q21 答え B

A：ブラックペッパーはつる性植物です。
B：サンダルウッドは半寄生植物として覚えましょう。
C、D：ゼラニウム、パチュリは多年草植物です。

Q22 答え A

A：原料植物が多年草・多年生植物の精油は、ローマンカモミール、スイートマージョラム、ゼラニウム、パチュリ、ペパーミント、メリッサ、レモングラスです。
B：ジャーマンカモミール精油の原料植物は一・二年草です。
C：クラリセージ精油の原料植物は二年草です。
D：ジュニパーベリー精油の原料植物は、常緑の針葉樹です。

Q23 答え D

A：ブラックペッパー精油は、果実から抽出されます。
B：レモングラス精油は、葉から抽出されます。
C：サイプレス精油は、葉から抽出されます。

Q24 答え C

A：原料植物がビャクダン科に属するのは、サンダルウッド精油です。
B：原料植物がエゴノキ科に属するのは、ベンゾイン（レジノイド）です。
D：原料植物がバンレイシ科に属するのは、イランイラン精油です。

Q25 答え C

中世ヨーロッパでは金と同等の価値があり、その需要が増えたことが大航海時代をもたらしたともいわれています。

Q26 答え B

同じくウッディ系の香りをもつのは、ベチバー精油です。

Q27 答え B

2015 年改訂版から、イランイラン精油、ジャスミン（アブソリュート）精油、メリッサ精油が新たに皮膚刺激のある精油として追加されています。
従来から皮膚刺激があるといわれているのはティートリー、ブラックペッパー、ペパーミント、ユーカリ（ユーカリプタス）精油です。

Q28 答え B

ラベンダーは、昭和 12 年にフランスから種子を輸入して、栽培が始まりました。

Q29 答え C

聖母マリアが、青いマントを白い花が咲くローズマリーの木にかけたところ、花が青色に変わったことから、"マリアのバラ"の伝説が生まれました。

Q30 答え B

ベルガモットは、オー・デ・コロンの由来「ケルンの水」の原料です。

Q31 答え D

レモンが本格的にヨーロッパに広がったのは、12 世紀とされています。

①検定試験ガイダンス

Q32　答え B
クラリセージ精油とイランイラン精油は、香りが強く使用量に注意が必要です。

Q33　答え B
マツリカ（茉莉花）からも精油が得られますが、種類が異なります。

②アロマテラピーの基礎レッスン

Q34　答え B
オーストラリア産とインド産は、起源が異なるビャクダン属の別種となります。

Q35　答え D
A：ジュニパーベリー精油の原料植物は、サイプレス精油と同じくヒノキ科です。
B：ブラックペッパー精油の原料植物は、コショウ科です。
C：ベチバー精油の原料植物は、イネ科です。

③精油の基本作用と心身への作用

Q36　答え A
医師法は、アロマテラピートリートメントなどに関係してくる法律です。

Q37　答え A
ジュニパーベリー精油には、サイプレスやヒノキと共通する成分が含まれ、森をイメージさせるウッディな香りがします。

④アロマテラピーの歴史をたずねて

Q38　答え C
ローマンカモミール精油の抽出部位は花です。

Q39　答え C
ジャーマンカモミール精油の原料植物は一・二年草です。

Q40　答え A
B：西インド諸島が原産地であるのは、グレープフルーツです。
C：イタリア南部カラブリア地方が産地であるのはベルガモットです。
D：インドのヒマラヤか中国、ミャンマーあたりが原産地であるのはレモンです。

⑤問題集

Q41 答え **B**

ビターオレンジの葉などから得られた精油は、「プチグレン」と呼ばれます。

Q42 答え **B**

沐浴法（部分浴法）で使用する精油の滴数は、1～3滴です。

Q43 答え **D**

果皮から抽出されるかんきつ系の精油は、他の精油と比較して成分変化が起こりやすいといわれています。

Q44 答え **B**

リードディフューザーは、芳香浴法の1つの方法です。

Q45 答え **B**

水が含まれるものは1～2週間、植物油などが中心のオイルやクリームはおよそ1か月程度が製作物の保存期間です。

Q46 答え **C**

ホホバ油は、植物油として扱われることもありますが、正しくは植物ロウ（植物性ワックス）に分類されます。

Q47 答え **D**

A：エタノール（エチルアルコール）は、精油と水を混ぜる目的で使います。
B：クレイには、吸収、吸着、収れん、被覆作用があります。
C：重曹には、皮膚をなめらかにする効果があります。
D：ハチミツにはほかに、抗炎症作用があるといわれます。

Q48 答え **A**

B：ミツロウは、アロマキャンドルやクリームなどの素材として用います。
C：天然塩はアロマバスの素材として用います。
D：重曹はアロマバスなどの素材として用います。

Q49 答え **A**

精油の中には、プラスチックを溶かしたり、材質を劣化させたりするものがあるため、ガラス製や陶器製、ステンレス製のものなどを用います。

Q50　答え D

作製日を記入しておけば、使用期間の目安になります。

Q51　答え C

重曹は炭酸水素ナトリウム、または重炭酸ナトリウムとも呼ばれます。

Q52　答え A

視覚や聴覚などの信号はより多くの神経を経由して大脳辺縁系に届くため、仲介する神経の数が少ない嗅覚からの情報がいち早く到達します。

Q53　答え B

真皮にある線維芽細胞で、ハリや弾力のもととなるコラーゲンやエラスチン、ヒアルロン酸を作り出します。

Q54　答え C

入浴で、深部温度は上がります。

Q55　答え D

アロマロールオンは、植物油と精油をブレンドしたオイルベースの、肌につけるアロマテラピーの方法です。

Q56　答え D

アロマテラピーは女性ホルモンの乱れによるさまざまな不調やトラブルに役立てられています。

Q57　答え C

『日本書紀』には推古天皇3（595）年、淡路島に「沈水」が漂着したことが記されています。

Q58　答え D

イタリアのサレルノと、フランスのモンペリエです。

Q59　答え A

古代エジプトの神殿では、乳香や没薬などの樹脂が薫香として用いられました。

Q60　答え A

アロマテラピーで一般に使用する精油は、規制対象外の雑貨扱いになります。

Q61 答え B

A：クラリセージは二年草です。
B：多年草の植物は、メリッサ、ローマンカモミールの他にゼラニウム、スイートマージョラム、パチュリ、レモングラス、ペパーミントなどがあります。
C：ジャーマンカモミールは一・二年草です。
D：グレープフルーツは高木です。

Q62 答え A

クレイとは粘土のことです。

Q63 答え B

発汗作用は、天然塩の作用です。

Q64 答え A

精油の効果・効能を説明するのは、医薬品医療機器等法に抵触する恐れがあります。

Q65 答え C

グリセリンは、保湿作用がありしっとりタイプのスキンローションに加えますが、さっぱりタイプにはグリセリンを入れません。

Q66 答え C

50 mℓに対し、0.5%の希釈濃度にするためには、50 mℓ（素材の量）× 0.005（濃度 0.5%）÷ 0.05 mℓ（1 滴は 0.05 mℓ）=5 滴（必要な精油の滴数）となります。

Q67 ティートリー精油とジュニパーベリー精油はともにさわやかな香り、レモンやローマンカモミール精油はフルーツの香りがします。特徴を嗅ぎ分けてみましょう。

Q68 グレープフルーツ精油とレモングラス精油はともにかんきつの香り、ローマンカモミール精油はフルーティでリンゴのような香り、イランイラン精油は華やかで甘いフローラル調の香りが特徴です。違いを感じながら嗅ぎ分けましょう。

Q69 スイートオレンジ精油、ローマンカモミール精油、ラベンダー精油、イランイラン精油は、すべて甘みのある香りなので、比較して特徴を覚えましょう。違いがわからなくなったら、5 分ほど時間をおいてから再度嗅いで練習するとよいでしょう。

Q70 ジュニパーベリー精油、フランキンセンス精油、ティートリー精油、スイートマージョラム精油は、どれもウッディで似た香りをもっているので、違いを確認しましょう。

解答用紙の使い方とマークシートの注意点

＊解答用紙の使い方＊

●別冊内の p.37 ～ 40 は、p.158 ～ 238 の模擬試験で使うマークシート式
解答用紙になっています。
本試験に近い形で練習をする際に、コピーして活用してください。

●より本試験に近い形で練習するには、ご家族やお友達に協力してもらい、試
験時間を計りながら行うと効果的です。

●下の「目標点数の目安」の合格基準の欄を見て、合格点に達していなければ、
何度でも繰り返して解いてみましょう。

＊マークシートの注意事項＊

●解答用紙は、本試験と同様に、ＨＢの黒鉛筆（シャープペンシルでも可）を
使用してください。また、解答を訂正する場合はプラスチック消しゴムで完
全に消してください。

●なお、解答欄以外のところには絶対に記入しないように注意しましょう。

・・・・・・・・・・・・・・・・・・・・・・・・・・・・・・・・・・・・

目標点数の目安

・・・・・・・・・・・・・・・・・・・・・・・・・・・・・・・・・・・・

問　　題	合格基準	あなたの点数
検定模擬試験 2 級 第 1 回	**44**/55 点	
検定模擬試験 1 級 第 1 回	**56**/70 点	
検定模擬試験 1 級 第 2 回	**56**/70 点	
検定模擬試験 1 級 第 3 回	**56**/70 点	

著者プロフィール

長谷川由美
（はせがわ ゆみ）

1949年生まれ。富山県出身。2001年富山にアロマテラピー＆ハーブスクール有限会社「アバンダンス」を開業。2004年NPO法人アイ・フィール・ファインを設立。2006年「富山の森で森林療法を楽しむ会」を設立。日本アロマ環境協会総合認定校として、基礎からインストラクターやセラピストなどのプロフェッショナル育成まで尽力。また、さまざまな地域・団体での講習会を展開。そのほか、森林セラピー、里山再生ボランティア、無農薬農園運営などの活動を通し、ホリスティックな癒やしをテーマに活動している。

アバンダンス　http://www.abundance.co.jp

（公社）日本アロマ環境協会会員／認定アロマテラピーインストラクター・アロマセラピスト、国際アロマセラピスト連盟会員／認定アロマセラピスト、NPO法人日本メディカルハーブ協会認定ホリスティックハーバルプラクティショナー、チャイルドボディワーク普及協会認定チャイルドボディワーク・セラピスト、有限会社アバンダンス代表、NPO法人アイ・フィール・ファイン理事、「富山の森で森林療法を楽しむ会」理事、里山再生市民組織「NPO法人きんたろう倶楽部」副理事長

STAFF

撮影　田中史彦／校正　くすのき舎　みね工房／執筆協力　斉藤栄子　石森康子　毛利江見子
装幀・本文デザイン　櫻井ミチ／精油画　柘植彩子／本文イラスト　すぎやまえみこ　三角亜紀子
DTP　有限会社天龍社／編集・制作　童夢
企画・編集　成美堂出版編集部（原田洋介・芳賀篤史）

本書に関する正誤等の最新情報は、下記のURLをご覧ください。
https://www.seibidoshuppan.co.jp/info/aroma2107

● 上記アドレスに掲載されていない箇所で、正誤についてお気づきの場合は、書名・質問事項・氏名・住所（またはFAX番号）を明記の上、成美堂出版まで郵送またはFAXでお問い合わせください。
お電話でのお問い合わせはお受けできません。
● 内容によってはご質問をいただいてから回答を発送するまでお時間をいただくこともございます。
● 本書の内容を超える質問等にはお答えできませんので、あらかじめご了承ください。

1回で受かる! アロマテラピー検定1級・2級テキスト&問題集

2023年3月30日発行

著　者　長谷川由美
（はせがわゆみ）

発行者　深見公子

発行所　成美堂出版
〒162-8445　東京都新宿区新小川町1-7
電話(03)5206-8151　FAX(03)5206-8159

印　刷　広研印刷株式会社

©Hasegawa Yumi 2021　PRINTED IN JAPAN
ISBN978-4-415-23344-4

1回で受かる！

アロマテラピー検定
1級・2級
テキスト&問題集

別冊用語集

精油ワークシート＊香りイメージシート
アロマテラピー検定模擬試験　解答用紙付

成美堂出版

矢印の方向に引くと、とりはずせます。 ➡

この別冊では、試験に出る最重要ワードをまとめています。

赤シートを使って、何度も繰り返し暗記しましょう。

記憶固定のためには、最低4回は繰り返すことが理想です。

4択問題を解く前にも必ず確認することが大切です。

試験会場でも一読し、ラストスパートに役立ててください。

＊検定2級受験者は、❷を学習します。検定1級受験者は、すべてを学習します。

この別冊の Chapter ○ は本冊の chapter と対応しています。

★は間違えやすいポイントや注意事項を記載しています。

重要 は特に覚えておきたい重要語句です。

暗記するときに意識して覚えましょう。

別冊用語集

CONTENTS

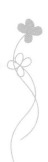

試験に出る精油一覧表

精油名	科名	抽出部位	精油製造法	人体に及ぼす注意点	香りの特徴（香りテスト対象）
スイートオレンジ ❶❷	ミカン科	果皮	圧搾法	ー	フレッシュでジューシーなみずみずしいかんきつの香り
ゼラニウム ❶❷	フウロソウ科	葉	水蒸気蒸留法	ー	ややローズ調のグリーン感のあるフローラルな香り
ティートリー ❶❷	フトモモ科	葉	水蒸気蒸留法	皮膚刺激	スーッとしたナツメグやライムのさわやかな香りと、ライラックの花のような香り
フランキンセンス ❶❷	カンラン科	樹脂	水蒸気蒸留法	ー	スパイシーで甘くすっきりとした香り
ペパーミント ❶❷	シソ科	葉	水蒸気蒸留法	皮膚刺激	清涼感のある香り
ユーカリ ❶❷	フトモモ科	葉	水蒸気蒸留法	皮膚刺激	鼻に抜ける清涼感のある森林系の香り
ラベンダー ❶❷	シソ科	花	水蒸気蒸留法	ー	フレッシュでフルーティ感のある、さわやかでフローラルな香り
レモン ❶❷	ミカン科	果皮	圧搾法	光毒性<ruby>ひかりどく</ruby>	ややワックス感のある、さわやかなかんきつの香り
ローズ（アブソリュート）❶❷	バラ科	花	揮発性有機溶剤抽出法	ー	グリーンでフレッシュな香りと、フローラル系の香り
ローズオットー ❶❷	バラ科	花	水蒸気蒸留法	ー	華やかでややフルーティなフローラル系の香り

精油名欄の **❶** ＝1級、**②**＝2級の出題範囲であることを指します。

memo

〈植物プロフィール〉	〈精油プロフィール〉

*原料植物はインドのアッサム地方などが原産
*ペストが流行したヨーロッパでは、魔よけのために
クローブをさして「オレンジ・ポマンダー」を作っ
た 重要
*別名「アマダイダイ」

*主に機械による低温圧搾（コールドプレス）によっ
て精油を得る
*果皮外側に見られる小さな粒の中に精油を含む
*芳香浴法でリラックス感が得られる

---

*原料植物は多年草。香りの良いものは「センテッド
ゼラニウム（ニオイゼラニウム)」と呼ぶ

*精油を得られるのは一部の品種のみ

---

*オーストラリアの先住民族アボリジニが、伝統的な
治療薬として使用。お茶として飲んでいたので、
ティートリーと呼ばれる 重要

*水虫や黒カビに対する高い制菌作用があり、フット
ケアや掃除に活用されている

---

*空気に触れると、乳白色の樹脂が固まる。
*『新約聖書』のイエス・キリスト誕生物語で、ミルラ
（マー／没薬）とともにイエスに捧げられた

*お香として焚くと、独特の強い香りがする
*呼吸器トラブルやエイジングケアの収れん・抗炎症
作用が期待できる

---

*原料植物は、多年草。学名の「*piperita*」は、「コショ
ウのような」という意味
*ウォーターミントとスペアミントの自然交配種

*精油は、清涼感のある香り。頭痛緩和や抗菌、汗・
皮脂ケア、食品、医薬品、化粧品などさまざまな用
途に使用されている

---

*種類が多いが、オーストラリア原産の原料植物では、
*globulus*種が最も代表的
*生育が早く、50～60m程度の高さになる。100m
を超えるものもある

*清涼感のある香りで化粧品や食品香料として広く用
いられている

---

*原料植物の学名の「*Lavandula*」はラテン語の「lavo
（洗う)」や「lividus（青みがかった鉛色)」に由来
重要

*真正ラベンダー、スパイクラベンダー、ラバンディ
ンなどがある
*芳香浴法で、快眠を得られたという報告がある

---

*原料植物は高木。原産は中国東南部からミャン
マー、または、インドのヒマラヤ。12世紀以降、十
字軍の兵士によって本格的にヨーロッパや地中海地
域に広まった

*光毒性があるので注意。ニキビの原因となるアクネ
菌を抑制したという報告がある

---

*ロサ・ガリカとロサ・モスカータなどの交配種
*開花して芳香成分が揮発する直前に、1つずつ手で
花を摘み取る

*たくさんの花から精油がわずかしかとれない
*ローズオットーに比べて甘くフローラルな香りが長
く残り、香料としてフレグランスに使われている

---

*ブルガリアのバルカン山脈南側一帯は、バラの畑が集
まっていることから「バラの谷」と呼ばれている

*低温で固まる性質をもつ 重要
*たくさんの花からわずかな精油しかとれない
*女性特有の悩みや、スキンケアに役立つ

精油名	科名	抽出部位	精油製造法	人体に及ぼす注意点	香りの特徴（香りテスト対象）
ローズマリー ❶❷	シソ科	葉	水蒸気蒸留法	―	清涼感のあるスーッとした香りと、やや甘い樟脳（しょうのう）に似た香り
イランイラン ❶	バンレイシ科	花	水蒸気蒸留法	皮膚刺激	華やかで甘くフローラルな香り
クラリセージ ❶	シソ科	花	水蒸気蒸留法	―	マスカットのような強い、甘い香り
グレープフルーツ ❶	ミカン科	果皮	圧搾法	光毒性（ひかりどく）	さわやかで甘酸っぱい、果実そのものの香り
サイプレス ❶	ヒノキ科	葉	水蒸気蒸留法	―	ウッディな森をイメージさせる香り
サンダルウッド ❶	ビャクダン科	心材	水蒸気蒸留法	―	ウッディ調でミルキーな甘さのある香り
ジャーマンカモミール ❶	キク科	花	水蒸気蒸留法	―	リンゴのような甘くフルーティな香り
ジャスミン（アブソリュート）	モクセイ科	花	揮発性有機溶剤抽出法	皮膚刺激	甘さやコク、ややスパイシー感のあるフローラルな香り
ジュニパーベリー ❶	ヒノキ科	球果	水蒸気蒸留法	―	森林を感じさせる、スーッとしたさわやかでウッディな香り
スイートマージョラム ❶	シソ科	葉	水蒸気蒸留法	―	すっきりしたハーバル調で、甘く温かみのある香り
ネロリ ❶	ミカン科	花	水蒸気蒸留法	―	かんきつ系のさわやかさをもつ、甘くフローラルな香り

memo

〈植物プロフィール〉	〈精油プロフィール〉
＊原料植物の学名の「*Rosmarinus*」は、ラテン語で「海のしずく」という意味 **重要** ＊聖母マリアの伝説から「マリアのバラ」とも **重要**	＊精神疲労回復や作業効率をアップしたいとき、頭をクリアにしたいときに使用される ＊ハンガリアン・ウォーター（若返り水）の材料 ＊数種類のケモタイプが存在する
＊原料植物は常緑の高木で、「イランイラン」はフィリピン語で「花の中の花」という意味 **重要**	＊フローラル、オリエンタル系の香りで、リラックスや睡眠によいとされ、化粧品やフレグランスの香料として用いられている
＊名前の「クラリ」は、ラテン語の「clarus（明るい）」に由来し、種子を煎じた液を目に入れると、視界がはっきりするとされた **重要** ＊マスカットワインの風味づけに使用された	＊強壮作用、幸福感、女性特有の悩み、リラックスなどの目的で使用されている ＊香りが強いため、使用する量に注意が必要
＊原料植物の名前の由来は、ブドウのように房状に果実が実ることから	＊精油は光毒性をもつフロクマリン類の成分を含む ＊集中したいときに香らせるとよい
＊「天高く昇る聖木」とも呼ばれている **重要** ＊原料植物の別名は「ホソイトスギ」 ＊南フランス地方では、防風林として植えられた	＊精油は、ジュニパーベリーと共通する成分を含む ＊男性がよりリラックスできる香りといわれている
＊原料植物は半寄生植物 **重要** ＊お香や宗教儀式、瞑想に用いられてきた	＊アロマテラピーでは心材から得た精油を使う
＊原料植物は一・二年草 ＊ハーブティーとして飲用されている	＊精油の濃い青色を作る成分は、花の蒸留過程で作られる
＊精油を得られるのは、一部の品種のみ ＊ジャスミンティーの香りづけに使用されるマツリカ（茉莉花）は、別の品種	＊たくさんの花から、わずかにしかとれない ＊気持ちを楽観的にする、身体を温めるといわれている
＊原料植物は常緑の針葉樹 ＊果実には松脂のような香気があり、古くから洋酒のジンの香りづけに使用されたことで有名 **重要**	＊収れん、浄化、発汗作用があり、オイリー肌のケアやすっきりしたいときに活用できる ＊気分転換やリフレッシュしたいときによい
＊原料植物は多年草の植物 ＊「マージョラム」という名前は、ラテン語の「major（より大きい・重要な）」が由来とも ＊別名「マヨラナ」	＊ギリシャの愛の女神、アフロディテから与えられた香りとされる ＊ストレスによる免疫力低下、心拍数や血圧上昇の回復が報告されている
小枝、葉などから得た精油は「プチグレン」と呼ぶ	＊イタリアのネロラ公国公妃が愛用し、社交界でも流行したことが名前の由来 ＊意欲がわかないとき、自信がもてないときや、皮膚温度の低下による乾燥肌の回復のためによいとされている ＊精油は、ビターオレンジの花から抽出される

精油名	科名	抽出部位	精油製造法	人体に及ぼす注意点	香りの特徴（香りテスト対象）
パチュリ ❶	シソ科	葉	水蒸気蒸留法	―	土臭くウッディで甘い特有の香り
ブラックペッパー ❶	コショウ科	果実	水蒸気蒸留法	皮膚刺激	さわやかなかんきつ系にやや苦味を含む香り
ベチバー ❶	イネ科	根	水蒸気蒸留法	―	落ち着きのあるウッディな香り
ベルガモット ❶	ミカン科	果皮	圧搾法	光毒性	さわやかで、グリーン調のかんきつ系の香り
ベンゾイン（レジノイド） ❶	エゴノキ科	樹脂	揮発性有機溶剤抽出法	―	バニラのような甘い香り
ミルラ ❶	カンラン科	樹脂	水蒸気蒸留法	―	独特の辛みや苦みを含んだウッディな香り
メリッサ ❶	シソ科	葉	水蒸気蒸留法	皮膚刺激	さわやかでハーバル感のある、レモンのような香り
レモングラス ❶	イネ科	葉	水蒸気蒸留法	―	鮮烈で力強いジンジャーとレモンを混ぜたような香り
ローマンカモミール ❶	キク科	花	水蒸気蒸留法	―	リンゴのようなフルーティで青い香り

〈植物プロフィール〉	〈精油プロフィール〉
*原料植物は多年草 *インドのカシミール地方では、虫よけのため、衣類の布地に葉を挟んだ *茎は頑丈で有毛。1mほどの高さに成長する	*香りをとどめる保留剤として使用されている *エキゾチックな香りのフレグランスに多く用いられる *収れん・抗炎症作用があり、スキンケアに使われる。また、頭痛、風邪のケアや、不安な気持ちをやわらげる際に活用されている
*原料植物は多年草で、つる性の植物 *古くからスパイスとして使われ、中世ヨーロッパでは金とほぼ同価値。大航海時代をもたらした	*食べすぎや胃の重さ、冷え性が気になるときによいとされている *消化や血行を良くする香りといわれている
*ジャワ島などの熱帯地域では、織物として扇や敷物の素材に根を使用。根から作ったすだれは、水をかけると香りと涼風を呼び込んだ *土止めを目的に田畑のあぜなどで植えられた	*特有の土臭さがある
*紅茶のアールグレイの香りづけで有名 *17世紀の「ケルンの水（オー・デ・コロン）」の主要原料	*睡眠の質の向上が期待される *香料として化粧品やフレグランスに配合されている *消炎作用があるが光毒性に注意なので、0.5%以下の濃度で使用する *精油には、光毒性をもつフロクマリン類の成分が含まれる
*原料植物は高木のアンソクコウノキ *樹皮に傷を入れると粘性のある樹脂が出る	*肌の抗炎症や、咳、気管支炎などの呼吸器トラブルに使用されている *香りをとどめる保留剤として使用 *バニラと共通する成分を含む
*原料植物のモツヤクノキ（またはモツヤクジュ）の樹液が、赤褐色の樹脂となる *『新約聖書』のイエス・キリスト誕生物語で、フランキンセンス（オリバナム／乳香）とともにイエスに捧げられたことで有名 重要	*呼吸器系や胃腸のトラブルに使われてきた *抗炎症と肌の保護、エイジングケアに用いられる *かつては歯磨き剤の香りづけとして使われた
*原料植物は多年草 *学名の *Melissa* は、ギリシャ語の「ミツバチ」に由来 *ハーブティーの代表種	*精油の濃度が最も高くなるのは、開花の直前 *たくさんの葉からわずかしか採れない貴重な精油 *優れた抗菌作用があり、風邪の季節におすすめ
*原料植物は多年草 *熱帯・亜熱帯で多く栽培されるが、日本の気候にも合う	*西インドレモングラスから採れるものもある *「関節の動き」や「集中力」が高まったという報告もある
*原料植物は多年草 *古代ギリシャ人が「カマイメロン（大地のリンゴ）」と呼んだことが「カモミール」の由来	*精油は淡い黄色 *スキンケアに役立つとされる *水虫、カビの原因菌に働くとされるので、フットケアや空気の清浄に活用

精油とは

精油（＝エッセンシャルオイル）	・植物から芳香物質を取り出した、揮発性有機化合物の集合体 ・その1滴には数え切れないほどの香り成分が凝縮されている ・ホルモンバランスに働きかけたり、菌の増殖を抑制したり、心身を癒やしたりして、私たちの健やかな生活に役立つ。
AEAJ の精油定義	精油（＝エッセンシャルオイル）は、植物の樹脂、根、心材、種子、花、葉、果皮、果実、球果などから抽出した天然の素材で、有効成分を高濃度に含有した揮発性の芳香物質*である。精油の各原料植物は、特有の香りと機能を持ち、アロマテラピーの基本となるものである。 ＊芳香物質とは、植物がもつ香りのこと

分類別で覚える精油

●科名別分類一覧表　　　★1種類だけのものは試験に頻出、まずは種類が少ないものから攻略

科名	精油名	抽出部位
バンレイシ科	イランイラン	★抽出部位は「花」
フウロソウ科	ゼラニウム❷	★抽出部位は「葉」
モクセイ科	ジャスミン（アブソリュート）	★「花」から揮発性有機溶剤抽出法で抽出
エゴノキ科	ベンゾイン（レジノイド）	★「樹脂」から揮発性有機溶剤抽出法で抽出
コショウ科	ブラックペッパー	★抽出部位は「果実」
ビャクダン科	サンダルウッド	★抽出部位は「心材」
フトモモ科	ティートリー❷ ユーカリ❷	★抽出部位はティートリーもユーカリ（ユーカリプタス）も「葉」
ヒノキ科	ジュニパーベリー サイプレス	★ジュニパーベリーは「球果」、サイプレスは「葉」が抽出部位
キク科	ジャーマンカモミール ローマンカモミール	★ジャーマンは一・二年草、ローマンは多年草でどちらも抽出部位が「花」

カンラン科	フランキンセンス❷ ミルラ	★カンラン科の抽出部位は、「樹脂」
バラ科	ローズ（アブソリュート）❷ ローズオットー❷	★抽出部位はいずれも「花」 ★ローズ（アブソリュート）は揮発性有機溶剤抽出法、ローズオットーは水蒸気蒸留法
イネ科	レモングラス ベチバー	★レモングラスは「葉」、ベチバーは「根」が抽出部位
ミカン科	スイートオレンジ❷ ベルガモット レモン❷ グレープフルーツ ネロリ	★抽出部位はネロリだけが「花」、他は「果皮」
シソ科	ペパーミント❷ ラベンダー❷ ローズマリー❷ クラリセージ スイートマージョラム パチュリ メリッサ（レモンバーム）	★ラベンダーとクラリセージは「花」、それ以外は「葉」が抽出部位

●製造法別分類一覧　　★圧搾法と、揮発性有機溶剤抽出法を覚えれば、残りは全部水蒸気蒸留法！

精油製造法	精油名
揮発性有機溶剤抽出法	ジャスミン（アブソリュート） ローズ（アブソリュート）❷、ベンゾイン（レジノイド）
圧搾法	スイートオレンジ❷、レモン❷、ベルガモット、グレープフルーツ ★ネロリを除く、ミカン科4種類
水蒸気蒸留法 ★芳香蒸留水（フローラルウオーター）も得られる	イランイラン、ジュニパーベリー、ゼラニウム❷、ティートリー❷、フランキンセンス❷、ユーカリ❷、 ペパーミント❷、ラベンダー❷、ローズマリー❷、ジャーマンカモミール、ローマンカモミール、クラリセージ、サイプレス、サンダルウッド、スイートマージョラム、ネロリ、パチュリ、ブラックペッパー、ミルラ、ベチバー、メリッサ、レモングラス、ローズオットー❷

●抽出部位別分類一覧

部位名	精油名
根	ベチバー　　　　　　　　　　　　　　★１種類だけのものは試験に頻出
球果 重要	ジュニパーベリー　　　　　　　　　★「果実」と「球果」を間違えないように
果　実	ブラックペッパー
心　材	サンダルウッド
樹脂 重要 ★樹脂抽出には 　必ず別名あり	フランキンセンス ミルラ ベンゾイン（レジノイド）
果　皮	スイートオレンジ❷、レモン❷、グレープフルーツ、ベルガモット ★果皮はミカン科
花	イランイラン、ジャーマンカモミール、ローマンカモミール、ネロリ、ジャスミン、 ローズ（アブソリュート）、ローズオットー❷、ラベンダー❷、クラリセージ
葉	ゼラニウム❷、ティートリー❷、ユーカリ（ユーカリプタス）❷、ペパーミント❷、 ローズマリー❷、スイートマージョラム、パチュリ、メリッサ（レモンバーム）、 レモングラス、サイプレス

●種類別分類一覧　　　★ローマンカモミール、ジャーマンカモミール、クラリセージは試験に頻出

植物の種類	精油名
つる性植物	ブラックペッパー
半寄生植物	サンダルウッド
一・二年草	ジャーマンカモミール
二年草	クラリセージ
多年草	ゼラニウム❷、ペパーミント❷、ローマンカモミール、パチュリ、 スイートマージョラム、メリッサ、レモングラス

●精油名の別名一覧

植物の種類	精油名の別名
フランキンセンス	オリバナム・乳香　　　　★古代エジプトの宗教儀式「薫香」に用いられた
ミルラ	マー・没薬　　　★古代エジプトの宗教儀式「薫香」や、ミイラ作りに用いられた
ベンゾイン	安息香
ユーカリ❷	ユーカリプタス

●学名・名前の由来一覧

精油名	精油の名前由来、学名由来説明
イランイラン	フィリピンの言葉で、「花の中の花」を意味する
クラリセージ	「クラリ」という名前の由来は、「clarus（明るい）」ともいわれる
グレープフルーツ	名前の由来は、果実がブドウのように房状につくことから
ティートリー②	オーストラリア先住民族アボリジニの間で飲用され「お茶の木（茶＝ティー、木＝トリー）」と呼ばれた
ラベンダー②	「*Lavandula*」という学名は、「lavo（洗う）」または「lividus（青みがかった鉛色）」に由来
ローズマリー②	「*Rosmarinus*」は、ラテン語で「海のしずく」の意味で、「マリアのバラ」という伝説もある
スイートマージョラム	「マージョラム」という名前はラテン語の「major（より大きい・重要な）」に由来
ペパーミント②	学名の「*piperita*」は「コショウのような」という意味を持つ
メリッサ	学名の「*Melissa*」はギリシア語の「ミツバチ」に由来
ネロリ	イタリアネロラ公国公妃マリーアンヌが、ビターオレンジの花の香りを革手袋につけたことにちなんで名付けられた
ローマンカモミール	「カモミール」という名前は、古代ギリシャ人が「カマイメロン（大地のリンゴ）」と呼んでいたことに由来する

●出題される原料植物、原料植物・精油エピソード一覧

精油名／原料植物名〔別名〕	原料植物エピソード
スイートオレンジ③／ スイートオレンジ〔アマダイダイ〕	ヨーロッパでは、クローブを刺してスパイスをまぶした魔よけ（オレンジ・ポマンダー）の香りを作る風習があった
ジュニパーベリー／ コモンジュニパー	洋酒の「ジン」の香りづけに用いられてきたことで有名 常緑の針葉樹で、球果は、樹脂に似た苦味ある香気をもつ
ゼラニウム②／ ローズゼラニウム	香りのよいゼラニウムは、ニオイゼラニウムと呼ばれる
ティートリー②／ ティートリー	古くからオーストラリアの先住民族アボリジニの伝統的な「治療薬」として利用されてきた

精油名／原料植物名〔別名〕	原料植物エピソード
ペパーミント❷／ ペパーミント〔セイヨウハッカ〕	ウオーターミントとスペアミントの自然交配種
ユーカリ❷／ ユーカリ・グロブルス	1,8 シネオール（別名ユーカリプトール）が主成分で、ユーカリ・グロブルス、ユーカリ・ラディアータなどの種類がある
レモン❷／ レモン	12 世紀十字軍の兵士がヨーロッパに持ち帰った。精油成分にフロクマリン類（ベルガプテン）が含まれ、光毒性に注意
ローズマリー❷／ ローズマリー〔マンネンロウ〕	ケモタイプ多数。若返りのハーブ、「ハンガリー王妃の水」の主要原料
ローマンカモミール／ ローマンカモミール 〔ローマカミツレ〕	リンゴのようなフルーティな香り
ジャーマンカモミール／ ジャーマンカモミール 〔カミツレ〕	精油の色である濃いブルーの特徴成分はカマズレン
サイプレス／ イタリアンサイプレス 〔ホソイトスギ〕	「天高く昇る聖木」として、寺院、墓地、防風林として植えられ、ジュニパーベリーと共通の森をイメージさせる香り
サンダルウッド／ インディアンサンダルウッド、 オーストラリアンサンダルウッド 〔ビャクダン〕	古来より瞑想や宗教儀式に使われてきた半寄生植物
ジャスミン(アブソリュート)／ ロイヤルジャスミン	たくさんの花からわずかな量しかとれない
スイートマージョラム／ スイートマージョラム 〔マヨラナ〕	ギリシャの愛の女神アフロディテから香りが与えられたといい伝えられている
ネロリ／ ビターオレンジ〔ダイダイ〕	ビターオレンジの花から抽出、芳香蒸留水は、オレンジフラワーウォーター
パチュリ／ パチュリ〔パチョリ〕	土や墨汁の香りで、精油は薄い黄色
ブラックペッパー／ コショウ〔ペッパー〕	スパイスとして使用され、中世ヨーロッパでは、金と同等の価値あり
フランキンセンス❷／ ニュウコウジュ〔ニュウコウノキ〕 重要	イエス・キリスト誕生の際に捧げられた

ベルガモット／ ベルガモット 〔ベルガモットオレンジ〕	「ケルンの水」の主要原料。アールグレイ紅茶の香りづけに使用
ベンゾイン（レジノイド）／ アンソクコウノキ 〔アンソクコウジュ〕	樹脂から揮発性有機溶剤抽出法で得られレジノイドと呼ばれる
ミルラ／ モツヤクノキ 〔モツヤクジュ、ミルラノキ〕	古代エジプトのミイラ作りに用いられた イエス・キリスト誕生の際に乳香（フランキンセンス）とともに捧げられた
レモングラス／ 東インドレモングラス	インド原産の多年草
ローズ（アブソリュート）❷／ キャベジローズ 〔ロサ・ケンティフォリア〕	たくさんの花からわずかな量しか精油がとれない
ローズオットー❷／ ダマスクローズ 〔ロサ・ダマスケナ〕	イブン・シーナーが、ローズ蒸留水を治療に用いた。低温で固まる
イランイラン／ イランイラン 〔イランイランノキ〕	香りが強いので使用量に注意
ラベンダー❷／ 真正ラベンダー 〔トゥルーラベンダー〕	学名の「Lavandula」はラテン語「LAVO（洗う）」の「lividus（青みがかった鉛色）」が由来とされている
メリッサ／ メリッサ 〔レモンバーム、セイヨウヤマハッカ〕	学名の「Mellisa」はギリシャ語の「ミツバチ」が由来といわれている
クラリセージ／ クラリセージ〔オニサルビア〕	マスカットワインの風味づけに使用され、マスカットのような香り
グレープフルーツ／ グレープフルーツ	18世紀に西インド諸島で発見された甘酸っぱくさわやかな果皮の香り、ヌートカトンが含まれる
ベチバー／ ベチバー〔カスカスガヤ〕	田や畑のあぜの土止めに使われた根が織物として扇や敷物に用いられ、涼風と香りを呼び込むすだれとして楽しまれているベチベロールという成分が特有の土臭さを作る

精油の利用法

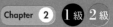

名称	実践方法と精油の使用量	注意点
芳香浴法 拡散した香りを楽しむことで心身のバランスを整える方法	＊コットンやハンカチなどに精油をつける（精油１〜２滴）。 ＊熱湯を半分ほど入れたマグカップやボウルなどに精油をたらして、香らせたい場所に置く（精油１〜２滴）。 ＊芳香拡散器（アロマディフューザー）を使用（精油１〜５滴）。	＊精油の量は部屋の広さや精油の種類などで加減する。 ＊長時間同じ香りを嗅いでいると香りを感じにくくなるため、適宜換気を行う。 ＊香りの感じ方には個人差があるため、人が多い場所では、置き場所や香りの強さ、精油の種類などに注意する。 ＊やけどに注意する。 ＊精油によっては、布類がシミになるので注意する。 ＊平らな場所で、子どもやペットに配慮した位置に置く。
沐浴法 精油を加えたお湯に浸けることで、リラクセーションと温熱効果との相乗作用が期待できる方法	＊**全身浴法** 肩まで浸かる（精油１〜５滴）。 ＊**半身浴法** みぞおちまで浸かる方法。循環器への負担が少なく、全身を温めることができる（精油１〜３滴）。 ＊**手浴法** 両手首まで浸ける（精油１〜３滴）。 お湯がぬるくなったら、やけどに気をつけ、お湯を足し温める。 ＊**足浴法** くるぶしまで浸ける（精油１〜３滴）。 全身の血行を促す効果がある。	＊精油は無水エタノールに混ぜると、お湯に混ざりやすくなる。 ＊かんきつ系やスパイス系の精油は、皮膚刺激を起こすため量を少なめにする。香りの強さや、刺激の強さによって使用量を加減する。 ＊刺激を感じたら、すぐに洗い流す。 ＊長時間の沐浴は体調に合わせて行う。 ＊高齢者や既往症のある方は、42℃以上のお湯での沐浴法は身体の負担が増すため、注意して行う。 ＊足浴法のとき、温める効果をアップするために下半身をバスタオルなどで包むと効果的。 ＊半身浴法で肩が冷える場合は、タオルなどをかけて保温する。

名称	実践方法	注意点
吸入法 鼻や口から精油成分を吸入し、呼吸器系の不調を緩和する方法	＊熱湯を半分ほど入れた容器に滴下し、目を閉じて、蒸気と一緒に香りを吸い込む（精油１〜３滴）。	＊やけどに注意する。 ＊目を閉じて行い、長時間の利用は避ける。 ＊蒸気が咳を誘発するため、咳が出るときやぜんそくの場合は吸入を避ける。 ＊使用した容器はきれいに洗う。
フェイシャルスチーム 精油成分を含んだ蒸気を顔に当てて血行を促進し、皮膚に潤いを与える方法	①洗面器に熱めのお湯を入れ、精油を落とす（精油１〜３滴）。 ②頭からバスタオルをかぶり、目を閉じてゆっくり呼吸する。 ＊吸入法も同時に行える。	＊タオルを開閉して蒸気の量や温度を調節する。 ＊吸入法の注意点を守る。 ＊顔の真正面から蒸気に当たると、熱く感じやすい。
湿布法 精油を落としたお湯や水に浸したタオルなどを身体に当て、温めたり冷やしたりする方法	●肩こり、頭痛、月経痛の抑制 …温湿布 ●腫れや炎症の抑制 …冷湿布 ①洗面器にお湯または水を入れ、精油を加える（精油１〜３滴）。 ②タオルなどを①に浸して絞り、湿布する部位に当てる。 湿布が冷めたら（温まったら）取りはずす。 ＊温湿布は、電子レンジで作ったホットタオルにアロマスプレーをかける作り方もある。	＊皮膚の弱い方はさらに乾いたタオルで湿布を包む。 ＊湿布を当てる部位や時間にも気をつける。 ＊精油によっては、タオルに色がつくことがある。 ＊やけどに注意する。 ＊精油が直接肌につかないように、精油がついた面を内側にしてたたむようにする。
トリートメント法 精油を植物油で希釈したトリートメントオイルを、顔や身体に塗布する方法	＊30㎖の植物油に対し、ボディ用は（精油１〜６滴）、フェイス用は（精油１〜３滴）を入れ、ガラス棒で混ぜ合わせ、保管容器に移し、作製日を記入する。 ＊精油の香りとトリートメントによる相乗効果や、ひきしめ、保湿などが期待できる。 ＊ストレスによる緊張緩和、自律神経バランスの調整、血行・リンパの流れ促進、余分な水分や老廃物排出に効果が期待できる。	＊ボディに使用する際には希釈濃度１％以下。 ＊フェイスに使用する際には希釈濃度0.1〜0.5％以下。 ＊事前に低い濃度で試す。

その他の精油利用法

名称	作り方・特徴	注意点
アロマ スプレー （50 mℓ）	ビーカーに無水エタノールを 5 mℓ 入れ、精油 3 〜 20 滴を加えて、ガラス棒で混ぜ、水 45 mℓ を加え、容器に入れ完成。使用前に容器をよく振って使用する。 ★芳香浴法に利用	光毒性をもつフロクマリン類の成分が含まれる精油を、日中に使用する場合は注意する。 精油濃度 1 ％を超える場合、肌につけない。 精油は先に無水エタノールに溶かしてから水を加える。使用時はよく振る。
アロマバス （1 回分）	天然塩、重曹、ハチミツの、3 通りの作り方がある。 （どれも大さじ 2、精油 1 〜 5 滴、無水エタノール 5 mℓ） （1）天然塩　　発汗や血行を促進 （2）重曹　　　湯の肌への感触をやわらかくする （3）ハチミツ　保湿効果が期待できる ★沐浴法に利用	作ったものはなるべく早く使い切り、全体をよくかき混ぜて入浴する。 浴槽によっては、変質し、使用できない場合がある。 入浴後の湯は必ず捨てて洗濯利用しない。

精油を取り扱うときの注意事項

●基本の注意事項

注意事項	解説
①原液のまま皮膚につけない	精油は原液の状態では刺激が強いため、必ず希釈して（薄めて）使用し、原液を直接皮膚に塗布しない。皮膚についたら大量の水でよく洗い流す。
②精油を飲用しない	精油は医療品や食品ではなく「雑品」扱い。中には刺激の強い成分も含まれるため、希釈したものでも、飲用、他の食品との摂取、うがいへの使用は危険であり、すすめない。謝って口に入ったら大量の水でよくすすぐ。
③精油を目に入れない	精油がついた手で目をこすったり、精油を目に入れたりしないよう、注意する。
④火気に注意する	精油は引火する可能性があるため、キッチンなど火気を扱う場所での使用は注意が必要。
⑤子どもやペットが 　近づかない場所に保管する	誤飲や、誤って皮膚につけるなどの危険性があるので、保管場所に注意する。

●精油の性質に関する注意事項

名称	意味	注意事項	精油例
光毒性	一部の精油成分が、強い紫外線に反応することで皮膚に色素沈着、炎症などを起こす性質。	原因成分はベルガプテン（フロクマリン類）。光毒性を除いた精油は、ベルガプテンフリー、フロクマリンフリーと記載される。	グレープフルーツ、ベルガモット、レモンなど
皮膚刺激性・粘膜刺激	塗布した精油の一部の精油成分が、皮膚や粘膜を刺激して、炎症や紅斑、かゆみなどの異常を起こす性質。	皮膚刺激を起こしやすい精油は、希釈濃度などに注意する。 ★精油の濃度、滴数に注意する。	イランイラン、ジャスミン（アブソリュート）、ティートリー、ブラックペッパー、ペパーミント、メリッサ（レモンバーム）、ユーカリ（ユーカリプタス）など

●一部の対象者のための注意事項

対象者	注意事項
病気・アレルギーの方	医師の診察を受け、薬を処方されていたり、治療をしたりしている場合は、必ずその医療機関に相談してから精油を使用する。植物油などのアレルギーにも注意。
高齢者や既往症のある方	精油を使用する際は、最初に基準の半分以下の量で試してから使用する。
妊産婦の方	芳香浴法以外の方法を楽しむときは、体調に注意する。特にアロマテラピートリートメントは、医師や専門家に相談してから受ける。
子ども	3歳未満の幼児には、芳香浴法以外は行わない。3歳以上でも、精油の量は大人の10分の1程度から、多くても2分の1を超えない程度までとし、使用には十分注意する。
ペット	動物は人間と身体のつくりが異なるので、安易に精油を使用しない。
皮膚の弱い方	トリートメントオイルなど、精油を皮膚に塗布する場合は、事前に低い濃度で試してから使用する。精油の希釈濃度にも注意する。

●精油やアロマクラフトの保管に関する注意事項

保管	注意事項
容器	ふたをしっかり閉め、遮光性ガラス容器に入れる。
場所	製造時から成分変化が始まっているので、湿度、酸化、温度、紫外線に注意し、冷暗所に保管する。ガラス容器は寝かせず、立てた状態で保管する。
(保存)期間	開封後1年以内が目安とされているが、化粧水、アロマスプレーなど水が含まれるものは、1～2週間以内、植物油中心のオイル、クリームなどは1か月程度。開封後は早めに使い切る。 他の精油よりも成分変化が起きやすいかんきつ系精油などは、必ず香りを確認してから使用する。

精油の希釈濃度

Chapter 2　1級 2級

●精油の滴数の計算の仕方 重要

$$10ml \times 0.01 \div 0.05ml = 2 滴$$

（素材の量）　（濃度1%）　（精油1滴の量）　（必要な精油の量）

※ 精油1滴を0.05mlとした場合

素材の量（ml）	10	20	30	40	50
濃度0.5%（滴）	1	2	3	4	5
濃度1%（滴）	2	4	6	8	10

アロマテラピーで使用する素材 Chapter 2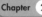

●植物油

名称【植物油分類】	主要成分や特徴、用途など
スイート アーモンド油【植物性油脂】	＊バラ科のスイートアーモンド種子を圧搾して得る。主成分はオレイン酸。 ＊のびがよくて扱いやすい。 ＊古くから化粧品の材料として用いられ、肌タイプを選ばない。
オリーブ油【植物性油脂】	＊主成分はオレイン酸（70％以上）。 ＊皮膚への浸透性や保湿効果が高い。 ＊美容・医療分野で広く用いられている。
マカデミア ナッツ油【植物性油脂】	＊主成分は、パルミトレイン酸。 ＊皮脂に含まれ、「若さを保つ脂肪酸」と呼ばれるパルミトレイン酸を多く含むため、浸透性がよい。酸化しにくく、スキンケアに用いられる。
ホホバ油【植物ロウ（植物性ワックス）】	＊ホホバ種子から得られ、のびがよくて扱いやすく、保湿効果も高い。 ＊精製されたものと未精製のものがある。 ＊低温になると固まるが、常温で戻る。 　植物ロウ（植物性ワックス）に分類。 重要
アルガン油【植物性油脂】	＊アルガンツリー種子を低温圧搾して得る。 ＊人間の皮脂成分に近いビタミンＥが豊富で、抗酸化作用が高い。

●水性の素材

名称	特徴
水（精製水、蒸留水、飲料水、水道水）	＊精製水や蒸留水は、不純物が少なく純度が高い水。薬局などで購入できる。 ＊市販の飲料水や水道水も利用する。 ＊精製水、蒸留水、飲料水、水道水のどれを使ってもよい。 ＊いずれも冷蔵庫など直射日光が当たらない冷暗所に保管し、開封後は早めに使い切る。
芳香蒸留水	＊水蒸気蒸留法で精油を製造する際に得られるもの。 ＊わずかに植物の水溶性の芳香成分などが溶け込んでいて香り豊か。

名称	特徴
エタノール （エチルアルコール）	＊精油がよく溶ける。 ＊精油を溶かしたエタノールを水に混ぜると、よくなじむ。白濁することもあるが問題はない。 ＊アロマテラピーでは、薬局などで購入できる無水エタノールや、アルコール度数が高いウォッカなどを用いる。
グリセリン	＊グリセリドという油脂からとれる、無色透明の液体。 ＊水やエタノールによく溶ける。 ＊薬局などで購入できる。 ＊植物性のものもある。 ＊皮膚をやわらかくするとされる。 ＊保湿成分として、化粧水、クリーム、ローションなどの素材として用いられる。

●その他の素材

名称	特徴
ミツロウ （ビーワックス）	＊ミツバチが巣の材料として、分泌する物質。 ＊動物ロウ（動物性ワックス）に分類される。 重要 ＊抗菌・保湿作用などがある。
クレイ	＊粉末状にした粘土のこと。 ＊カオリンやモンモリロナイト（モンモリヨナイト）など。 ＊吸着、収れん作用などがある。 ＊皮脂や汗、皮膚の汚れを取り除き、毛穴をひきしめる。
天然塩	＊精製されていない塩。 ＊ミネラルを豊富に含む。 ＊優れた発汗作用があり、バスソルトに向く。
重曹 （炭酸水素ナトリウム、重炭酸ナトリウム）	＊においのしない、白色の粉末。 ＊弱アルカリ性のため、酸性の汚れを中和させ、洗剤や脱臭剤、掃除などに利用される。 ＊アロマバスの素材として使用すると湯あたりを和らげ、皮膚をなめらかにする効果がある。
ハチミツ	＊ミツバチが巣の中に貯蔵した、花の蜜から生成されたもの。 ＊保湿作用や抗炎症作用などがある。
シアーバター	＊シアーバターノキの実からとれるバター状の油脂で、皮膚に浸透しやすく、保湿クリームの素材に適する。 ＊採取現地では、古くから筋肉痛ややけどの治療に使用されてきた。

知っておきたい法律

 Chapter **2** **1**級

名称	用語解説
医薬品医療**機器等**法 （＝薬機法）**重要**	＊正式名称は「医薬品、医療機器等の品質、有効性及び安全性の確保等に関する法律」。 ＊アロマテラピーで一般に使用する精油は雑貨扱いであり、医薬品や医薬部外品、化粧品には該当せず、この法律の規制は受けない。 ＊精油の効能・効果を謳い、精油を販売・授与することは違反となる。 ＊行政の許可なしに、業として化粧品を製造・販売することは違反となる（製造には「小分け」も含まれる）。

●手作り化粧品のプレゼントに関して

業としてではないので医薬品医療機器等法の規制を受けないが、手作り化粧品のプレゼントは使用法を十分に説明し注意を促す。
ただしプレゼントに使用してトラブルが生じた場合は、民事・刑事上の責任を問われる可能性もある。

その他の法律

 Chapter **2** **1**級

名称	用語解説
製造物**責任法**（PL 法）	＊製造物の欠陥によって、損害を受けた消費者の保護と救済を目的とした法律。 ＊消費者は損害が生じたことを明示すると、製造業者や輸入業者には製造物責任法上の損害賠償責任を、販売店には民法上の責任を問うことが可能。 ＊販売者だけでなく製造業者も規制対象となる。
景品表示法 （不当景品類及び 　不当表示防止法）	＊事業者が消費者に対して過大な景品などを提供したり、実際より高品質に見えるようにするなどの商品の不当な表示をしたりする行為を制限・禁止する法律。一般消費者の保護を目的とする。
消防法・火災予防条例＊ ＊各市町村が定める	＊指定数量を超えて精油や植物油を保管している場合、火災の予防や危険物の取り扱い・貯蔵などについて定める法律。 ＊精油には引火性、揮発性があるので個人保管でも火災に十分気をつけ、保管・取り扱いに注意する。
あん摩マッサージ指圧師、 はり師、きゅう師等に関 する法律 （略称：あはき法）	＊あん摩、マッサージ、指圧、はり、きゅうなどの医療類似行為を、資格のない者が業として行うことを禁止する法律。 ＊アロマテラピートリートメントはマッサージによく似ているが、これを自己責任で行う分には問題ない。
医師法	＊医師以外の者が、診療行為を行うことを禁止する法律。 ＊アロマテラピートリートメントの過程で、相手の病名を診断したり、治療と紛らわしい行為を行ったりするのは、規制対象となる。
獣医師法	＊獣医師以外の者が、ペットの診療行為を行うことを禁止する法律。 ＊トリミングなどの範囲内であれば、アロマテラピーを行えるが、安易にペットにアロマテラピーを行わないこと。

精油使用のスキンケア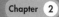

アロマ利用法	用途	使用素材
スキンローション	肌に潤いを与える	無水エタノール、精油、水または芳香蒸留水、グリセリン ＊さっぱりさせたい場合は、グリセリンを入れない。
クリーム	肌をやわらかく潤いを保つ	ミツロウ、植物油、精油
クレイパック	毛穴や皮脂汚れを落とす	クレイ（粘土）、芳香蒸留水

精油使用のヘルスケア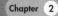

ヘルスケア用途	アロマ利用法
鼻詰まり・喉ケア	吸入法
疲労回復・冷え	アロマバスなどの沐浴法
風邪予防	アロマスプレーによる芳香浴法、マスクにスプレー
肩こり	アロマ温湿布法
緊張・不安	精油をハンカチにたらして携帯
集中力	吸入法や芳香浴法

精油のさまざまな性質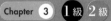

名称	意味
芳香性 （ほうこう）	＊芳しい香りを放つ性質のことを芳香性という。 ＊精油ビンを開けると強い香りが広がる。 ＊精油はその種類によってさまざまな芳香性をもつ成分から構成され、精油ごとに特有の香りが存在する。
揮発性 （きはつ）	＊空気中に放置した精油が、気体に変化する性質を揮発性という。 ＊精油ビンのふたを開けた状態にするだけで香りが広がる。 ＊精油は揮発性のある芳香成分で構成されている。
親油性・ 脂溶性 （しんゆせい・しようせい）	＊水には溶けにくいが、油脂にはよく溶ける性質のこと。 ＊水よりも軽い精油は、水やお湯に落とすとその表面上で薄い膜のように広がるが、植物油などにはよく溶ける。
引火性	＊気体となって（揮発して）空気と混ざり合った精油が、火や熱に触れると燃え出す性質のこと。 ＊火を扱うキッチンなどで精油を使用するときは注意する。
有機化合物 重要	＊精油は天然の化学物質が数十から数百種も集まってできた揮発性有機化合物である。 ＊植物は光合成（一次代謝）で酸素と炭水化物を作る。精油は植物が生んだ二次代謝産物である。
抽出部位	植物の芳香物質は、植物全体に均一に含まれていない。特殊な細胞で作られ、それぞれの抽出部位に蓄えられている。

植物の香り成分の働き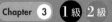

名称	意味
誘引効果 （ゆういん）	植物が受粉をしたり、種子を遠くまで運ばせたりするため、昆虫などの生物を引き寄せる効果。
忌避効果 （きひ）	植物が昆虫などの生物を遠ざけ、摂食されることを防ぐ効果。
抗真菌・ 抗菌効果 （こうしんきん）	カビや酵母などの真菌や細菌類が、植物に発生・繁殖するのを防ぐ効果。

精油のもつさまざまな作用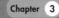

●心身への作用

作用名	意味
強壮**作用**	身体を活性化したり、強くしたりする作用。
去痰**作用**	痰を切り、痰を排出しやすくする作用。
消化促進・食欲増進**作用**	胃腸の働きを活発にして消化を促進したり、食欲を増進させたりする作用。
鎮静**作用**	神経系の働きを鎮めて、心身の働きをリラックスさせる作用。
鎮痛**作用**	身体の痛みを和らげる作用。
ホルモン調節**作用**	ホルモンのバランスを整える作用。
免疫賦活**作用**	免疫の働きを強めて、活性化する作用。
利尿**作用**	尿の排泄を促進する作用。

●皮膚への作用

作用名	意味
収れん**作用**	皮膚をひきしめる作用。
保湿**作用**	皮膚の潤いを保って乾燥を防ぐ作用。

●細菌やウイルス、虫などに対する作用

作用名	意味
抗ウイルス**作用**	ウイルスの増殖を抑える作用。
抗菌**作用**	細菌の増殖を抑える作用。
抗真菌**作用**	真菌（カビや酵母など）の増殖を抑える作用。
殺菌**作用**	主に人体にとって有害な、細菌などの病原体を殺す作用。
虫よけ**作用**	虫を寄せつけない作用。

精油の製造方法

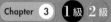
名称	特徴
水蒸気蒸留法（すいじょうきじょうりゅう） ★精油の抽出法としてよく用いられる	＊蒸留釜に入れ、蒸気熱で原料植物の香り成分を含む水蒸気を取り出し冷却器で冷やして、精油となる芳香物質を抽出する方法。 ＊比較的簡便なため、精油の製造方法としては最も一般的。 ＊熱と水にさらされることで精油本来の香りや成分が損なわれるため、植物によっては適さないものもある。 ＊精油とともに抽出された「水」は「芳香蒸留水（ハーブウォーター、フラワーウォーター）」と呼ばれ、わずかながらも水溶性の芳香成分が溶け込んでいる。
圧搾法（あっさく） ★かんきつ系から精油を得る	＊主にかんきつ類の果皮から精油を得る際に使われる方法。 ＊かつては人の手で果皮を圧搾したが、現在は機械のローラーで圧搾してから遠心法で分離する、低温圧搾（コールドプレス）と呼ばれる方法が用いられる。 ＊熱を加えないため、自然のままの色や香りを得られる。 ＊ただし不純物（原料植物の搾りカスなど）が混入することが多く、かんきつ類自体も変化しやすい成分を多く含むため劣化が早い。
揮発性有機溶剤抽出法（きはつせいゆうきようざいちゅうしゅつ） ★花や樹脂から精油を得る	＊「油脂吸着法」に代わって利用が始まった方法。 ＊石油エーテルやヘキサンといった揮発性の有機溶剤を使用する。 ＊有機溶剤を揮発させると、ローズやジャスミンなどの花の芳香成分やワックス成分などが含まれた「コンクリート」と呼ばれる半固体状物質が残る。 ＊エタノールを加え、コンクリートから芳香成分やワックス成分などを分離させると花からは「アブソリュート」、樹脂からは「レジノイド」が得られる。 ＊「レジノイド」はベンゾイン（安息香）などから得られ、保留剤としても使われる。
油脂吸着法（ゆしきゅうちゃく） ★花の香りを得る歴史的価値のある伝統的手法	＊ローズやジャスミンなどの花の香り成分を牛脂（ヘット）や豚脂（ラード）、オリーブ油などの油脂に芳香成分を吸着させ、エタノールで香り成分を取り出す方法。今はあまり行われていない。 ＊冷浸法（アンフルラージュ）　常温で固形の脂に花などを吸着させる方法。 ＊温浸法（マセレーション）　60〜70℃に加熱した油脂に浸して香りを吸着させる方法。 ＊ポマード　高濃度に香り成分を吸着した油脂。 　★コンクリートと間違えない ＊ポマードからエタノールを用いて香り成分を取り出したものが「アブソリュート」
超臨界流体抽出法（ちょうりんかいりゅうたいちゅうしゅつ） ★近年開発	＊二酸化炭素を超臨界状態（液体と気体の中間である流体）液化ガスの流体にし、植物の芳香成分を溶かし出す方法。 ・二酸化炭素は、加圧で液化ガスとなり、芳香成分を取り出し、減圧で液化ガスが気化し、香り成分だけが得られる。 ・高価なのが欠点。

環境と精油の関係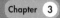

① 地球環境と植物

自然環境の植物の恵みで、精油が得られる。

異常気象の地球温暖化、酸性雨は、植物の生育環境を悪化させる。

人口増加や紛争などでの自然破壊の加速、植物乱獲による環境への影響もある。

② 精油原料植物原産地での問題

「絶滅危惧種」とは絶滅の恐れがある野生の動植物のこと。IUCN（国際自然保護連合）が絶滅危惧種を「レッドリスト」に指定している。

「ワシントン条約会議」で、「レッドリスト」に採択された種は、国際取引が禁止・制限される。

＊アガーウッド、ローズウッドは「絶滅危惧種」。

＊サンダルウッドはインド政府が管理し、輸出規制がかけられている。

＊「レッドリスト」対象外の植物も、各国政府が伐採・輸出を規制しているものがある。

③ アロマ環境

AEAJ では、自然の香りある豊かな環境を「アロマ環境」と名づけている。

AEAJ は、保全（アロマ環境を守る）、創造（育てる）、活用（楽しむ）という観点から、さまざまな活動を行っている。

④ 香育

「香育」とは、子どもたちに向けた香りの体験教育のこと。

「嗅覚」に意識を向け、香りを通して、子どもたちに人と植物のかかわり、自然環境の大切さを伝え、豊かな感性と柔軟な発想力を育てようとする AEAJ の取り組みの一つ。

精油が心身に作用する仕組み　Chapter 3　1級

◆嗅覚器から脳へ伝わる経路

①香りを感じる場所「脳」

　鼻で「何のにおい」なのか判断するのは「脳」である。

　においとは、水素、炭素、窒素、酸素などの元素がつながった数十万種類といわれる低分子化合物で、それらが複雑に組み合わさり、一つの精油特有の香りを作り出す。

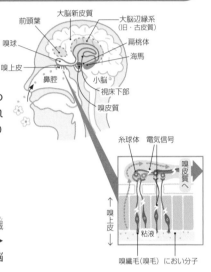

②脳内でのにおい分子情報の経路

●香りの脳への伝達経路

　嗅上皮（鼻腔の奥）にある、嗅細胞内の嗅毛（嗅繊毛）で香りを感じる→電気信号（電気的インパルス）→嗅球の糸球体（情報処理）→神経シナプスを介して、脳の奥の嗅皮質へ。

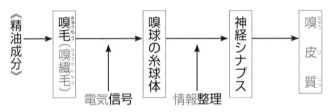

●嗅皮質から脳の各部に伝わる３つのルート　重要

　嗅皮質から脳の各部へにおい物質が伝わる経路は主に、①扁桃体から視床下部へ伝わる経路、②前頭葉に伝わる経路、③海馬につながる経路の３つ。

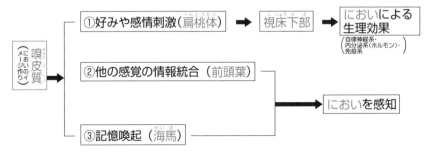

③いち早く大脳辺縁系に情報が届く嗅覚

大脳辺縁系（情動脳ともいう）の中に扁桃体（感情、欲求など情動を司る）と海馬（記憶を司る）
がある。においの信号は、視覚や聴覚よりも早く大脳辺縁系に伝わり、感情、記憶に働く。

④視床下部でのホメオスタシス（恒常性）の働き

香り、においの情報は、大脳辺縁系の下部に位置する「視床下部」にも伝わる。
視床下部は、自律神経系・内分泌系（ホルモン系）・免疫系などのバランス調整を行い、
体内の環境を一定に保ち続けようとするホメオスタシス（恒常性）の働きに大きくかかわっている。
楽しい記憶と心地よい香りの体験の積み重ねが、「視床下部」に作用し、心身のバランスを整える
ことにつながる。

◆皮膚に浸透して伝わる経路

①皮膚の仕組み

表皮、真皮、皮下組織の３層で肌が
構成。

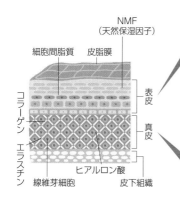

NMF
（天然保湿因子）

細胞間脂質　皮脂膜

コラーゲン
エラスチン

ヒアルロン酸

線維芽細胞　皮下組織

表皮
真皮

表皮①

　表皮一番外側の角質層は、「バリア機能」をもち、肌ダ
メージや異物侵入から肌を守る。
「バリア機能」が低下すると、刺激に敏感になり、ウイルス
や異物が侵入しやすい。
＊角質細胞内のNMF(天然保湿因子)や細胞間脂質が肌の水分
　蒸散を防ぐ。
＊皮脂膜は汗や脂が混ざり合ってできているが、肌の潤いを
　保ち、外部刺激から肌を守る。
＊ニキビの原因には皮脂の過剰分泌がある。

真皮②

　真皮の線維芽細胞が、ハリ、弾力のもととなるエラスチ
ン、コラーゲン、ヒアルロン酸を作る。

②肌への精油作用

精油は分子が小さく親油性なので肌になじみ、浸透しやすい。
精油には、肌表面の抗炎症・制菌、ニキビの炎症抑制作用、線維芽細胞に対するヒアルロン酸やコ
ラーゲン産生促進作用が報告されている。

睡眠・ストレス・女性ホルモンについて Chapter 3 1級

ヘルスケアテーマ	解説
睡眠 **身体や脳の疲労を回復し、健康には欠かせない**	1.「自律神経」がキーワード　交感神経（脳や身体が活発に活動）と副交感神経（リラックス）のバランスがとれることが理想。 2. 入浴を習慣とし、心身の疲れや緊張をほぐしよりよい睡眠を導く。 　入浴で身体の深部体温が上がって、だんだん下がる過程で眠気を誘発する。 　リラックス効果を高めるために 38 〜 40℃の精油を入れたお湯に 20 分程度浸かるか、手浴、足浴がおすすめ。逆に 40℃を超える熱い湯に入り、すぐに就寝すると、深部体温が下がらず、寝つきが悪くなる。 3. 室内環境を整え、就寝に役立てる。 　室内温度目安は、冬 18 〜 23℃、夏 25 〜 28℃ 湿度 50 〜 60% 　間接照明等にして、強い光が直接入らないようにする。 　リードディフューザー、アロマバスなど香りを利用して、心地よい空間を演出する。
ストレス **メンタル安定が健康にとって重要**	1. ホメオスタシス（恒常性）維持 　さまざまな外部環境の変化に対し、人間の身体が内部環境を一定の範囲で維持しようとする仕組みをホメオスタシス（恒常性）という。 　自律神経系、免疫系、内分泌系がかかわり合いながらホメオスタシスを維持している。 　休息、運動、栄養がホメオスタシス維持にとって重要。アロマテラピーは、嗅覚を通じ、脳の視床下部に働きかけて、身体や心のバランスを整えるので有用とされている。 2. ストレスコントロールのための気分転換 　アロマロールオン（オイルベース）やアロマスプレーなどの香り活用は、脳にダイレクトに作用し、不安、怒りなどの負の感情をそのままにせず、すばやく気分転換を促すのに役立つ。
女性ホルモン **女性特有の悩みに関係する**	1. 女性ホルモンのバランスが乱れると、年齢に関係なく、女性特有のトラブルや不調に見舞われる。 　女性ホルモンには、エストロゲン（卵胞ホルモン）とプロゲステロン（黄体ホルモン）がある。エストロゲンは、血中コレステロールの増加抑制と骨を丈夫に保ち、皮膚や粘膜の乾燥を予防する。プロゲステロンは、妊娠するために欠かせない。エストロゲン量は 20 〜 30 代がピークで、40 代後半以降、閉経前後で分泌が低下し更年期障害が引き起こされる。ダイエットによる栄養失調や、睡眠不足、出産数減少による月経数の増加などの影響で、女性ホルモンバランスが乱れる。 2. 精油と女性ホルモン 　アロマボディオイルやアロマバーム、アロマトリートメントなどのアロマテラピーにより、脳の視床下部に作用し、内分泌系に影響を与え、ホルモンバランスを整える。 　また精油の香り信号が、感情を司る大脳辺縁系に届き、女性ホルモンの乱れによるイライラや不安感など負の感情を抑制する可能性がある。

アロマテラピーの歴史【古代】

国・地域	歴史事項
古代エジプト	＊神殿では、乳香や没薬などの樹脂が薫香として使われ、焚香料の「キフィ」は特に上等とされた。 ＊植物や香料はミイラの製造にも用いられ、遺体の内臓を清めたり、殺菌・防腐のため、内臓を取り出した遺体に詰めたりした。
古代インド	＊現在もインドやスリランカを中心に続く、アーユルヴェーダという伝統療法が誕生。 ＊アーユルヴェーダは「Ayus（生命）」と「Veda（知識）」を組み合わせた造語で、医学だけでなく自然観や宇宙観を含んだ哲学でもあり、その具体的な生活法も示された。
古代ギリシャ	＊芳香植物を焚いて燻蒸することが治療法の一つとされた。
古代ローマ	＊テルマエと呼ばれる公衆浴場に香り高い香油が使われる。古代ローマ人はローズの香りに傾倒した。
古代日本	＊飛鳥時代に仏教伝来とともに香りの文化がもたらされ、『日本書紀』が香りについての記述で最も古い文献。推古天皇3年に香木「沈水（沈水香木＝沈香）」が淡路島に漂着したと記されている。他『聖徳太子伝暦』『水鏡』などにも同様の記述あり。
古代中国	＊薬草について書かれた本の「本草書」で最も有名なのが『神農本草経』。「神農」とは、中国神話の農業神。

アロマテラピーの歴史【中世】

国・地域	歴史事項
中世アラビア・イスラム世界	＊ギリシャ医学をベースに、中国、インド、中近東、エジプトなどの周辺医学が融合したユナニ医学がイスラム帝国で発展。8世紀から12世紀に、アルコールの発明、アラビア式蒸溜法が確立した。
中世ヨーロッパ	＊キリスト教中心社会で修道院の中で薬草が栽培され「僧院医学（修道院医学）」という医学知識から、イタリアサレルノ、フランスモンペリエで医学校（のちの医科大学）が開設し、十字軍の遠征によりイスラム諸国の影響を受け、蒸留技術、知識、学問が継承される。 ＊14世紀の中頃、「ハンガリアン・ウォーター」が話題になる。70代のハンガリーの王妃がローズマリー水を使用して若返り、ポーランドの王子にプロポーズされたことから「若返りの水」として知られるようになった。 ＊ペスト（黒死病）の流行に、ハーブ、スパイス、樹木、樹脂の燻蒸、「ポマンダー（果実にクローブを詰めて乾燥させたもの）」を魔よけにした。フランスでは、ペストに罹らない4人組の泥棒のハーブビネガーのレシピ「盗賊のビネガー」が流行。
日本（平安時代）	＊「お香」が貴族の間で親しまれ、紫式部の『源氏物語』の「梅枝の帖」に記載。香薬を調合し優劣を品評する「薫物合」、衣類などに香を焚き染める「薫衣」、室内で香りを燻らせる「空薫物」などの風習が親しまれる。 ＊室町時代に文化として「香道」が確立。香木を焚く聞香が行われた。

アロマテラピーの歴史【近世〜近代】 Chapter 4 1級

国・地域	歴史事項
近世〜近代 ヨーロッパ	* 14世紀にルネサンス（再生・復興の意味）が広がる。中国より羅針盤、活版印刷が伝わり、薬用植物に関する書物の出版や、羅針盤を使った遠洋航海を可能にした。香辛料を求めて大航海時代が始まり、アメリカ大陸、アフリカ大陸へ進出すると、バニラ、カカオ、チリなどがヨーロッパに持ち込まれた。 * 16〜17世紀　薬草学の専門家である「ハーバリスト」が登場する。 *大航海時代の大洋航海に同行した植物学者は「プラントハンター」と呼ばれ、アジア、アフリカ、中南米などの珍しい植物を見つけて自国へ持ち帰った。 * 16世紀頃、精油が抽出されるようになり、芳香目的から治療薬まで幅広く使われた。ルイ14世の時代、イタリアからフランス社交界では調香師を雇ったり、イタリア・ネロラ公妃愛用の「ネロリ」のように、香りを身につける人の名前で呼んだりするようになった。 *「オー・デ・コロン」はフランス語の「ケルンの水」に由来。アルコールとベルガモットを中心とした精油で処方され、ナポレオンも愛用者の一人である。 *十字軍遠征から戻った騎士たちの間で流行した賦香革手袋が社交界にも広まった。革手袋を製造していた南フランスのグラース地方では香料の生産が盛んになり、世界的な香料産業の地として有名に。

アロマテラピーの歴史【現代】 Chapter 4 1級

国・地域	歴史事項
ヨーロッパ 重要	*フランス人化学者　ルネ・モーリス・ガットフォセ　化学実験中の事故でのやけどに、ラベンダー精油を使用した経験から、精油の治療的効果を研究し、1937年『Aromathérapie』を著した。「アロマテラピー」は、ルネ・モーリス・ガットフォセによる造語。 *フランスでは主として精油を薬として用いる方法が研究され発展した。 *マルグリット・モーリー　精油によって精神と肉体のバランスを整えるという考えで、精油を希釈したトリートメントオイルによる美容・健康法を生み出し、1961年『Le capital Jeunesse』（最も大切なもの…若さ）を著した。イギリスで多大な影響を与え、のちにホリスティック・アロマテラピーと呼ばれるようになった。
日本	*明治時代に、薬酒、香水、石けんなどが西洋から輸入され、日本でも精油を得る目的の農産物として、明治初期に北海道北見市でハッカ（薄荷）が、昭和に入り、北海道富良野地方でラベンダーが栽培された。 * 1996年4月　アロマテラピーの普及啓蒙活動と健全な発展目的で非営利団体日本アロマテラピー協会（AAJ）が設立。2005年　AAJは社団法人日本アロマ環境協会（AEAJ）となりAAJの事業一切はAEAJへ継承し、2012年　公益社団法人日本アロマ環境協会（AEAJ）として日本で唯一のアロマの公益社団法人として、アロマテラピーの健全な普及啓蒙活動や、アロマ環境（自然の香りある心地よい環境）作りを展開している。

歴史上の人物【古代】

人物名	国	肩書き	著書・関連書籍	業績
ヒポクラテス （BC460～ BC375頃）	古代 ギリシャ	医学者 「医学の父」	『ヒポクラテス全集』	＊現代に通じる科学的な医学の基礎を築いた。 ＊病気を自然現象ととらえ、呪術的手法と医療を切り離した。
テオフラストス （BC373～ BC287頃）	古代 ギリシャ	哲学者 「植物学の祖」	『植物誌』	＊著書に500種以上の植物を記載。香料として使われた植物と、香料の調合や製造、使用法も記した。
ディオスコリデス （40～90頃）	古代 ローマ	ギリシャ人 医学者・ 皇帝ネロの 軍医	『マテリア・メディカ （薬物誌）』	＊遠征中の観察から得た知識を著書にまとめた。 ＊著書には約600種の植物を記載し、生育地や薬としての効能、調合法などを記した。 ＊512年頃の「ウィーン写本」も有名。
プリニウス （23～79頃）	古代 ローマ	博物学者	『博物誌』 （77年）	＊当時の自然に関する知識や情報の集大成とされる著書を残した。 ＊全37巻にも及ぶ著書では、植物や植物薬剤に関しても広範囲で触れた。
ガレノス （129～199頃）	古代 ローマ	ギリシャ人 医学者	―	＊ヒポクラテス医学を基礎に、体系的学問としての医学を築いた。 ＊コールドクリームなど、植物や自然の素材を使用した「ガレノス製剤」の処方は、現在まで継承。
陶弘景 とうこうけい （456～536）	古代中国	―	『神農本草経集注』 しんのうほんぞうきょうしっちゅう （5世紀末）	＊中国最古の本草書『神農本草経』 しんのうほんぞうきょう を再編纂し、730種の薬石を記した。

歴史上の人物【中世】 Chapter 4 1級

人物名	国	肩書き	著書	業績
イブン・シーナー (980 ～ 1037 頃)	イスラム 世界	医師・ 哲学者	『医学典範 （カノン）』	＊治療の際に、ローズウォーターなどの芳香蒸留水を使用した。 ＊著書はヨーロッパの医科大学の教科書として、17世紀頃まで用いられた。
ヒルデガルト (1098 ～ 1179)	ドイツ	修道女	―	＊治療用のハーブの活用法を著書にまとめた。 ＊ドイツ植物学の基礎を築いた。 ＊ラベンダーの効能を最初に紹介したともいわれる。

歴史上の人物【近世～近代】 Chapter 4 1級

人物名	国	肩書き	業績
ジョン・ジェラード (1545 ～ 1612)	イギリス	ハーバリスト	＊『The Herball（本草書）』を著した。
ジョン・パーキンソン (1567 ～ 1650)	イギリス	ハーバリスト	―
ニコラス・カルペッパー (1616 ～ 1654)	イギリス	ハーバリスト	＊『The English Physician』を著した。 ＊占星術と薬草をつなげた。
カール・フォン・リンネ (1707 ～ 1778)	スウェーデン	―	＊属名と種小名から成り立つ、「二名法」と呼ばれる植物の分類法（学名）を作った。
ジョセフ・バンクス (1743 ～ 1820)	イギリス	プラント ハンター	＊太平洋地域の植物を採集し、ヨーロッパにミモザやユーカリなどを紹介。
ジョヴァンニ・パオロ・ フェミニス (1670 ～ 1736)	イタリア	―	＊「アクアミラビリス（すばらしい水）」の名で流行していた芳香水を、「Eau de Cologne（ケルンの水）」として、ドイツのケルンで売り出した。

歴史上の人物【現代】

人物名	国	肩書き	著書・研究	業績
ルネ・モーリス・ガットフォセ (1881 〜 1950)	フランス	化学者	『Aromathérapie』 (1937 年)	＊化学実験中に負ったやけどを、ラベンダー精油で治療した経験から、精油を医療分野に利用する研究に没頭。 ＊「アロマテラピー」という言葉を造語した。
ジャン・バルネ (1920 〜 1995)	フランス	軍医	『AROMATHERAPIE (植物＝芳香療法)』 (1964 年)	＊第二次世界大戦、インドシナ戦争に従軍。 ＊精油から作った薬剤を使い負傷者の治療を行った。 ＊「役に立つこと」「科学的領域にとどまること」に重きを置いてアロマテラピー啓発に尽力。
マルグリット・モーリー (1895 〜 1968)	フランス (1960 年代)	―	『Le capital 'Jeunesse' (最も大切なもの…若さ)』 (1961 年)	＊インドや中国、チベットの伝統医学や哲学を研究し、トリートメントオイルでマッサージをする方法を考案。 ＊のちにホリスティック・アロマテラピーと呼ばれる、肉体と精神のアンバランスを正常にする方法論を提示。
リチャード・アクセル	アメリカ	博士	「嗅覚システムの組織とにおいの受容体」の研究	＊2004 年にノーベル医学生理学賞を受賞。 ＊人間がどうやって「におい」を識別し、記憶するかを解明。 ＊においの受容体を形成する遺伝子の数が、全遺伝子数の約3％であることも発見。
リンダ・バック				
鳥居鎮夫 (1924 〜 2012)	日本	東邦大学名誉教授	香りの心理効果の研究	＊「随伴性陰性変動 (CNV)」と呼ばれる脳波を用いて、ジャスミンやラベンダーの興奮・鎮静作用を実証。 ＊1986 年に結果をイギリスのシンポジウムで発表。

＊コピーして使用してください。　　　　　　　使い方は本冊 p.84 を参照してください。

● 精油ワークシート ●

1. 精油名	
2. 原料植物名（別名）	
3. 科　名	
4. 抽出部位	
5. 精油製造法	
6. 利用方法	
7. エピソード （語源、言い伝えなど）	
8. 注意事項	
9. 備　考 （学名、主な産地、 主な成分など）	

*コピーして使用してください。　　　　　使い方は本冊 p.86 を参照してください。

● 香りイメージシート ●

精油名	
色・透明度	
粘性	

*香りの印象（*全項目を埋める必要はありません。印象に残ったものだけ記入します）

香りの印象	香りの強さ（強度）				
	1	2	3	4	5
シトラス／					
フローラル／					
グリーン／					
ミンティー／					
ハーバル／					
スパイシー／					
ウッディ（森林のような香り）／					
アーシィー／					
アンバー／					
清涼感のある香り／					
フレッシュ／					
安心させる香り					
クールな香り					
温かい香り					
オリエンタル（東洋的）な香り					
その他（　　　　　　　）					

*香りのイメージ

色で表現すると何色？	
心に浮かんだ記憶	
その他、心に思い描いたイメージ	

別 冊

✦精油ワークシート・香りイメージシート　チェック表✦

別冊 p.34 〜 35 の「精油ワークシート」「香りイメージシート」を作成したら、
下記の表にある各精油をチェックしていきましょう。

精油名	精油ワーク	香りイメージ	精油名	精油ワーク	香りイメージ
イランイラン 香❶			サンダルウッド ❶		
スイートオレンジ 香❶❷			ジャスミン（アブソリュート）❶		
ジュニパーベリー 香❶			スイートマージョラム 香❶		
ゼラニウム 香❶❷			ネロリ ❶		
ティートリー 香❶❷			パチュリ ❶		
ペパーミント 香❶❷			ブラックペッパー ❶		
ユーカリ 香❶❷			フランキンセンス 香❶❷		
ラベンダー 香❶❷			ベチバー ❶		
レモン 香❶❷			ベルガモット 香❶		
ローズマリー 香❶❷			ベンゾイン（レジノイド）❶		
ジャーマンカモミール ❶			ミルラ ❶		
ローマンカモミール 香❶			メリッサ ❶		
クラリセージ 香❶			レモングラス 香❶		
グレープフルーツ 香❶			ローズ（アブソリュート）❶❷		
サイプレス ❶			ローズオットー ❶❷		

※精油名欄の❶＝１級、❷＝２級、香＝香りテストの出題範囲であることを指します。

2級 第1回検定模擬試験 解答用紙

〈注意事項〉

＊解答用紙はHBの黒鉛筆（シャープペンシルも可）を使用し、
　解答を訂正する場合はプラスチック消しゴムで完全に消すこと。
＊所定以外のところには絶対に記入しないでください。

良い例	悪い例	
●	○　Ｘ　✦	

● これ以下の濃さのマークは読みとれないので注意してください。

● 試験時間　50分
● 配点　香りテスト … 各4点／その他…各1点

点

解答番号	A B C D
Q1	○ ○ ○ ○
Q2	○ ○ ○ ○
Q3	○ ○ ○ ○
Q4	○ ○ ○ ○
Q5	○ ○ ○ ○
Q6	○ ○ ○ ○
Q7	○ ○ ○ ○
Q8	○ ○ ○ ○
Q9	○ ○ ○ ○
Q10	○ ○ ○ ○
Q11	○ ○ ○ ○
Q12	○ ○ ○ ○
Q13	○ ○ ○ ○
Q14	○ ○ ○ ○
Q15	○ ○ ○ ○
Q16	○ ○ ○ ○
Q17	○ ○ ○ ○
Q18	○ ○ ○ ○
Q19	○ ○ ○ ○
Q20	○ ○ ○ ○

解答番号	A B C D
Q21	○ ○ ○ ○
Q22	○ ○ ○ ○
Q23	○ ○ ○ ○
Q24	○ ○ ○ ○
Q25	○ ○ ○ ○
Q26	○ ○ ○ ○
Q27	○ ○ ○ ○
Q28	○ ○ ○ ○
Q29	○ ○ ○ ○
Q30	○ ○ ○ ○
Q31	○ ○ ○ ○
Q32	○ ○ ○ ○
Q33	○ ○ ○ ○
Q34	○ ○ ○ ○
Q35	○ ○ ○ ○
Q36	○ ○ ○ ○
Q37	○ ○ ○ ○
Q38	○ ○ ○ ○
Q39	○ ○ ○ ○
Q40	○ ○ ○ ○

解答番号	A B C D
Q41	○ ○ ○ ○
Q42	○ ○ ○ ○
Q43	○ ○ ○ ○
Q44	○ ○ ○ ○
Q45	○ ○ ○ ○
Q46	○ ○ ○ ○
Q47	○ ○ ○ ○
Q48	○ ○ ○ ○
Q49	○ ○ ○ ○
Q50	○ ○ ○ ○
Q51	○ ○ ○ ○
Q52	○ ○ ○ ○
Q53	○ ○ ○ ○
Q54	○ ○ ○ ○
Q55	○ ○ ○ ○

※コピーして活用してください。

第1回検定模擬試験　解答用紙

〈注意事項〉

*解答用紙はＨＢの黒鉛筆（シャープペンシルも可）を使用し、
　解答を訂正する場合はプラスチック消しゴムで完全に消すこと。
*所定以外のところには絶対に記入しないでください。

良い例	悪い例	
●	○　✕	🖋

○ これ以下の濃さのマークは読み
　とれないので注意してください。

● 試験時間　70分
● 配点　香りテスト … 各4点／その他…各1点

点

解答番号	A B C D	解答番号	A B C D	解答番号	A B C D	解答番号	A B C D
Q1	○○○○	Q21	○○○○	Q41	○○○○	Q61	○○○○
Q2	○○○○	Q22	○○○○	Q42	○○○○	Q62	○○○○
Q3	○○○○	Q23	○○○○	Q43	○○○○	Q63	○○○○
Q4	○○○○	Q24	○○○○	Q44	○○○○	Q64	○○○○
Q5	○○○○	Q25	○○○○	Q45	○○○○	Q65	○○○○
Q6	○○○○	Q26	○○○○	Q46	○○○○	Q66	○○○○
Q7	○○○○	Q27	○○○○	Q47	○○○○	Q67	○○○○
Q8	○○○○	Q28	○○○○	Q48	○○○○	Q68	○○○○
Q9	○○○○	Q29	○○○○	Q49	○○○○	Q69	○○○○
Q10	○○○○	Q30	○○○○	Q50	○○○○	Q70	○○○○
Q11	○○○○	Q31	○○○○	Q51	○○○○		
Q12	○○○○	Q32	○○○○	Q52	○○○○		
Q13	○○○○	Q33	○○○○	Q53	○○○○		
Q14	○○○○	Q34	○○○○	Q54	○○○○		
Q15	○○○○	Q35	○○○○	Q55	○○○○		
Q16	○○○○	Q36	○○○○	Q56	○○○○		
Q17	○○○○	Q37	○○○○	Q57	○○○○		
Q18	○○○○	Q38	○○○○	Q58	○○○○		
Q19	○○○○	Q39	○○○○	Q59	○○○○		
Q20	○○○○	Q40	○○○○	Q60	○○○○		

　※コピーして活用してください。

1級 第2回検定模擬試験　解答用紙

〈注意事項〉

＊解答用紙はHBの黒鉛筆（シャープペンシルも可）を使用し、
　解答を訂正する場合はプラスチック消しゴムで完全に消すこと。

＊所定以外のところには絶対に記入しないでください。

	良い例	悪い例
	●	○ Ⅹ ✎

これ以下の濃さのマークは読み
とれないので注意してください。

● 試験時間　70分

● 配点　香りテスト … 各4点／その他…各1点

点

解答番号	A B C D
Q1	○○○○
Q2	○○○○
Q3	○○○○
Q4	○○○○
Q5	○○○○
Q6	○○○○
Q7	○○○○
Q8	○○○○
Q9	○○○○
Q10	○○○○
Q11	○○○○
Q12	○○○○
Q13	○○○○
Q14	○○○○
Q15	○○○○
Q16	○○○○
Q17	○○○○
Q18	○○○○
Q19	○○○○
Q20	○○○○

解答番号	A B C D
Q21	○○○○
Q22	○○○○
Q23	○○○○
Q24	○○○○
Q25	○○○○
Q26	○○○○
Q27	○○○○
Q28	○○○○
Q29	○○○○
Q30	○○○○
Q31	○○○○
Q32	○○○○
Q33	○○○○
Q34	○○○○
Q35	○○○○
Q36	○○○○
Q37	○○○○
Q38	○○○○
Q39	○○○○
Q40	○○○○

解答番号	A B C D
Q41	○○○○
Q42	○○○○
Q43	○○○○
Q44	○○○○
Q45	○○○○
Q46	○○○○
Q47	○○○○
Q48	○○○○
Q49	○○○○
Q50	○○○○
Q51	○○○○
Q52	○○○○
Q53	○○○○
Q54	○○○○
Q55	○○○○
Q56	○○○○
Q57	○○○○
Q58	○○○○
Q59	○○○○
Q60	○○○○

解答番号	A B C D
Q61	○○○○
Q62	○○○○
Q63	○○○○
Q64	○○○○
Q65	○○○○
Q66	○○○○
Q67	○○○○
Q68	○○○○
Q69	○○○○
Q70	○○○○

※コピーして活用してください。

1級 第3回検定模擬試験 解答用紙

〈注意事項〉

*解答用紙はHBの黒鉛筆（シャープペンシルも可）を使用し、
　解答を訂正する場合はプラスチック消しゴムで完全に消すこと。

*所定以外のところには絶対に記入しないでください。

良い例	悪い例
●	○ ╳ ✎

これ以下の濃さのマークは読み
とれないので注意してください。

● 試験時間　70分
● 配点　香りテスト … 各4点／その他…各1点

点

解答番号	A B C D	解答番号	A B C D	解答番号	A B C D	解答番号	A B C D
Q1	○○○○	Q21	○○○○	Q41	○○○○	Q61	○○○○
Q2	○○○○	Q22	○○○○	Q42	○○○○	Q62	○○○○
Q3	○○○○	Q23	○○○○	Q43	○○○○	Q63	○○○○
Q4	○○○○	Q24	○○○○	Q44	○○○○	Q64	○○○○
Q5	○○○○	Q25	○○○○	Q45	○○○○	Q65	○○○○
Q6	○○○○	Q26	○○○○	Q46	○○○○	Q66	○○○○
Q7	○○○○	Q27	○○○○	Q47	○○○○	Q67	○○○○
Q8	○○○○	Q28	○○○○	Q48	○○○○	Q68	○○○○
Q9	○○○○	Q29	○○○○	Q49	○○○○	Q69	○○○○
Q10	○○○○	Q30	○○○○	Q50	○○○○	Q70	○○○○
Q11	○○○○	Q31	○○○○	Q51	○○○○		
Q12	○○○○	Q32	○○○○	Q52	○○○○		
Q13	○○○○	Q33	○○○○	Q53	○○○○		
Q14	○○○○	Q34	○○○○	Q54	○○○○		
Q15	○○○○	Q35	○○○○	Q55	○○○○		
Q16	○○○○	Q36	○○○○	Q56	○○○○		
Q17	○○○○	Q37	○○○○	Q57	○○○○		
Q18	○○○○	Q38	○○○○	Q58	○○○○		
Q19	○○○○	Q39	○○○○	Q59	○○○○		
Q20	○○○○	Q40	○○○○	Q60	○○○○		

　※コピーして活用してください。